DU

TUBAGE DE L'UTÉRUS

EN DEHORS DE L'ÉTAT PUERPÉRAL

DRAINAGE PROLONGÉ

AU MOYEN D'UN TUBE DE CAOUTCHOUC MALLÉABLE

PAR

Le Dr RANSQUINS

Ancien externe des hôpitaux de Paris

PARIS

ASSELIN ET HOUZEAU

LIBRAIRES DE LA FACULTÉ DE MÉDECINE

Place de l'Ecole-de-Médecine.

—

1892

DU

TUBAGE DE L'UTÉRUS

EN DEHORS DE L'ÉTAT PUERPÉRAL

DRAINAGE PROLONGÉ

AU MOYEN D'UN TUBE DE CAOUTCHOUC MALLÉABLE

DU
TUBAGE DE L'UTÉRUS
EN DEHORS DE L'ÉTAT PUERPÉRAL

DRAINAGE PROLONGÉ

AU MOYEN D'UN TUBE DE CAOUTCHOUC MALLÉABLE

PAR

Le Dr RANSQUINS
Ancien externe des hôpitaux de Paris

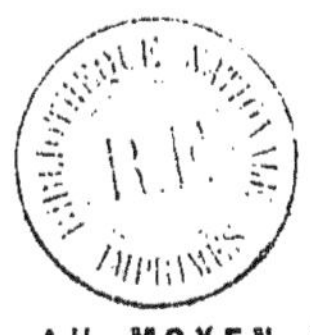

PARIS
ASSELIN ET HOUZEAU
LIBRAIRES DE LA FACULTÉ DE MÉDECINE
Place de l'Ecole-de-Médecine.

1892

DU

TUBAGE DE L'UTÉRUS

EN DEHORS DE L'ÉTAT PUERPÉRAL

(Drainage prolongé au moyen d'un tube de caoutchouc malléable.)

AVANT-PROPOS

Notre premier devoir, à la fin de nos études médicales, est de témoigner notre reconnaissance à nos maîtres dans les hôpitaux : à Amiens, MM. les Drs Lenoël et Mollien ; à Paris, M. le professeur Fournier, MM. Lancereaux, Budin, Legroux, L.-Championnière et Feulard.

Nous prions M. le Dr Bonnaire, qui nous a suggéré l'idée de ce travail, de recevoir ici tous nos remerciements pour ses savantes leçons et les conseils qu'il n'a cessé de nous prodiguer au cours de cette année.

M. le Dr Toupet a eu la bonté de faire pour nous quelques examens bactériologiques. Nous n'oublions pas que nous lui sommes redevable de cette preuve d'intérêt.

Que M. le professeur Cornil veuille bien agréer l'hommage de notre gratitude pour l'honneur qu'il nous fait en acceptant la présidence de notre thèse.

HISTORIQUE

La méthode de Chassaignac était connue depuis près de quarante ans, lorsqu'on songea à l'appliquer aux affections de l'utérus. On ne peut considérer en effet comme un mode de drainage l'application de pessaires intra-utérins constitués, pour la plupart, par des tiges pleines, incapables de permettre l'issue des produits de sécrétion accumulés dans la matrice. Exception doit être faite cependant pour le tube de plomb de Coghlan (1) et le tube de verre percé de trous de Fehling (2). Ces appareils avaient pour but de lutter soit contre la dysménorrhée mécanique, soit contre les flexions utérines. Nous verrons, dans le cours de cette étude, que ce sont là deux indications du traitement que nous proposons.

A Schwarz (de Halle) (3) revient la première idée nette du drainage. Ce gynécologiste, s'inspirant de ce qui avait été fait par Holt, Skene, Mathieu et Fritsch pour la cystite, comparant l'utérus, en tant qu'organe creux, à la vessie, imagine, en 1880, de traiter les métrites par l'application de tubes de caoutchouc dans la cavité utérine. Peu satisfait de ses premiers essais, il a recours à des mèches de verre filé qui lui donnent cette fois toute satisfaction. Il obtient par sa méthode deux résultats opposés. Tantôt avec des mèches de peu d'épaisseur il décongestionne l'utérus dans les métrites causées par une involution imparfaite, à la suite d'un accouchement ou d'un avortement, ou par une flexion, tantôt au contraire avec des mèches épaisses, munies d'un nœud, il irrite l'organe et le congestionne ; il agit, dit-il, ainsi, avec succès contre la menstruation insuffisante et l'aménorrhée complète.

(1) Coghlan. — On dysmenorrhœa and sterility. — *Med. Times and Gaz.*, 1861, t. I.

(2) Fritsch. — Die Krankheiten der Frauen, 1886, p. 244.

(3) Schwarz. — Drainage de l'utérus non puerpéral. — *Centralblatt für Gynœcologie*, n° 13, 13 mars 1883.

En 1885, Wylie (1) (de New-York), considérant le drainage comme très important dans les maladies de l'endomètre, se sert de tubes en caoutchouc durci creusés d'un canal latéral, en même temps que, dans certains cas chroniques, il fait le curettage ou la cautérisation intra-utérine à l'aide des acides phénique, chromique ou nitrique ou même du fer rouge.

En 1886, Fritsch (2), qui pratiquait déjà depuis 1882 le tamponnement intra-utérin à la gaze iodoformée dans les métrites blennorrhagiques, enfonçant le tissu antiseptique dans la matrice « comme s'il plombait une dent creuse », conseille aussi de faire parfois l'irrigation intra-utérine continue au moyen d'une sonde ou mieux d'un tube en croix laissé à demeure à l'intérieur de l'organe.

Deux ans plus tard, Walton (3) (de Bruxelles), s'indignant contre les abus de la castration, dans une communication faite à la Société de médecine de Gand, indique son mode de traitement des collections tubaires. Il fait, dit-il, la dilatation de toute la cavité utérine, le curettage, le drainage au moyen d'un tube de caoutchouc de fort volume plongeant par son extrémité libre dans un vase contenant une solution de sublimé. Il fait aussi des injections intra-utérines quotidiennes.

La même année (1888) M. Doléris (4) préconise l'introduction dans l'utérus de minces bandelettes de gaze iodoformée et glycérinée qu'on renouvelle tous les trois ou quatre jours. Ce n'est là, en somme, que le tamponnement intra-utérin de Fritsch.

Au mois de mai 1889, Polk (5) lit un compte rendu à la Société obstétricale de New-York. Plus hardi qu'on ne l'avait été jusque-là, il applique le drainage au moyen de la gaze iodoformée, après discision du col, non seulement aux salpingites et

(1) Wylie. — Soc. obs. de New-York, séance du 17 fév. 1885.

(2) Fritsch. — *Deutsche chirurgie* (Lief. 56), p. 438.

(3) Walton. — Drainage de la cavité utérine dans les abcès pelviens. — *Ann. dela Soc.de médecine de Gand*, juin 1888.

(4) Doléris. — C. R. de la Soc. de biol., 21 déc. 1888.

(5) Polk. — *Americ. journ. of. obst.*, janv. 1890.

aux métrites chroniques, mais encore aux métrites aiguës post-puerpérales. Une discussion assez vive a lieu à la suite de cette communication. Boldt vante le procédé de Polk. Coe, s'appuyant sur sa pratique personnelle, cite des cas de salpingite et de péritonite survenus à la suite d'opérations minimes sur le col utérin ; il est complètement hostile à cette méthode. Emmet est d'avis que le drainage peut être avantageux, si on le pratique sans violence, mais que toute opération chirurgicale est dangereuse. Goelet soutient que, même dans la métrite chronique, l'utérus ne peut supporter la présence de corps étrangers. Dudley, effrayé par les plaintes de cinq malades à qui il avait appliqué le traitement, enlève la gaze qui remplissait l'utérus, constate une augmentation de pertes (probablement due à ce que la gaze avait été enlevée trop tôt) et renonce au drainage.

En 1889 aussi, Duke (1) (de Dublin), comparant la muqueuse utérine enflammée à la membrane pyogénique d'un abcès froid, fait la dilatation rapide, le curettage, et introduit dans le canal cervical une tige spirale en acier pour le maintenir béant.

Deux ans plus tard, M. Lefour (2) (de Bordeaux) décrit le drain dont il se sert. Ce drain consiste en un tube d'aluminium creusé de rainures latérales.

Enfin, Milton (3) (du Caire) se sert, pour assurer l'écoulement des liquides provenant de l'utérus et faciliter l'emploi de topiques sur l'endomètre, de tubes d'argent de différentes dimensions, ressemblant extérieurement, lorsqu'ils sont fermés, aux tubes bivalves employés dans la trachéotomie. Ces appareils ont une courbure en rapport avec la courbure normale de l'utérus et sont introduits au moyen d'un forceps spécial.

Tel est l'état de la question lorsque M. le Dr Bonnaire commence à appliquer la méthode de Walton dans le service de

(1) A. Duke. The treatment of chronic endometritis. — *Brit. med. journal*, 1889, vol. I, p. 355.

(2) Lefour. — Nouveau procédé de contention des tiges intra-utérines. Soc. obst. et gynéc. Paris, mai 1891.

(3) Milton. — On the treatment of inflammation of the endometrium. — *The Lancet*, 17 octobre 1891.

M. le professeur Cornil à l'Hôtel-Dieu. Le 31 août de cette année paraît, dans la *Semaine médicale*, un article où M. Bonnaire (1) résume la technique et expose les indications du traitement.

DESCRIPTION DU DRAIN. SA JUSTIFICATION.

Le tubage a pour but : d'une part, de maintenir perméable le canal utérin de façon à assurer l'issue facile des produits de sécrétion et l'application de topiques sur la muqueuse utérine ; d'autre part, d'exercer, par suite de l'emploi du caoutchouc malléable, une action sur les annexes et la nutrition de la matrice que nous étudierons plus loin au chapitre des indications.

Il y a donc tout intérêt à choisir pour cet usage des tubes d'un assez fort volume pour qu'ils ne soient pas obstrués par les mucosités, souvent assez épaisses, provenant de la portion cervicale de l'organe. Ceux dont on se sert à l'Hôtel-Dieu sont d'un diamètre total de 2 centimètres environ. Leur lumière est assez large pour permettre l'introduction dans leur cavité de la sonde intra-utérine de Mathieu. Leur paroi épaisse (2 millimètres à peu près) leur donne une résistance suffisante pour qu'ils ne soient pas sensiblement aplatis par les contractions du muscle utérin. Ils sont percés d'un nombre de trous suffisant pour que les liquides injectés baignent une étendue assez considérable de la muqueuse.

Dans le cas où on serait momentanément dépourvu de drains de cette sorte, on pourrait employer, comme nous l'avons vu faire; des tubes de volume moyen pliés en double canon de fusil.

Le drain doit être assez long pour toucher par une extrémité le fond de la cavité utérine et dépasser par l'autre l'orifice externe d'un centimètre environ. Il est inutile de munir d'un fil l'extrémité vaginale.

Schwarz qui employa, lors de ses premiers essais, des tubes

---

(1) Bonnaire. — *Semaine médicale*, n° 44, 31 août 1892. — De la dilatation prolongée du col de l'utérus au moyen du tube en caoutchouc malléable.

de caoutchouc, dont il ne donne pas du reste la description, leur reproche plusieurs inconvénients. Ils sont, dit-il, facilement expulsés. Nous reconnaissons la vérité de cette assertion, mais nous dirons, qu'avec de la persévérance, on arrive cependant à les maintenir suffisamment en place.

Ils sont (2° reproche) facilement obstrués. Nous n'avons jamais observé ce fait qui tient probablement à ce que Schwarz n'employait pas de tubes d'un assez fort calibre ou creusés d'un canal suffisamment large. C'est pour ce motif que nous rejetons les tubes de Wylie, la tige en aluminium de Lefour et les tissus semblables au verre filé ou à la gaze iodoformée, ces derniers pouvant être considérés, au point de vue du drainage, comme un faisceau de tubes capillaires.

Nous n'avons jamais eu, enfin, à constater après l'emploi des drains de caoutchouc malléables l'écoulement sanguinolent dont les accuse Schwarz.

TECHNIQUE.

1° Soins préliminaires.

En présence d'une affection justiciable du tubage, quelle est la conduite à tenir ?

On devra tout d'abord, s'il existe des phénomènes inflammatoires aigus ou subaigus, les faire cesser par des moyens appropriés. La plupart des malades qui viennent à la consultation ne se décident à se faire soigner que parce que, depuis un certain temps, quelques jours ou quelques semaines, à la suite de surmenage, de fatigues ou d'excès, elles souffrent de douleurs plus violentes, indice d'une exacerbation du processus morbide. Se livrer à des manœuvres telles que la dilatation sur ces utérus infectés et congestionnés serait s'exposer à des complications redoutables : phlegmon péri-utérin, pelvi-péritonite. Il est donc indispensable d'instituer dans ces cas un traitement préliminaire.

La station debout ou assise étant une cause de congestion des organes génitaux de la femme, on prescrira d'une façon formelle le repos absolu au lit. On interdira, pour la même raison, les rapports sexuels, si l'on pratique en ville. On combattra la constipation, si fréquente dans le décubitus prolongé, au moyen de purgatifs légers, répétés s'il y a lieu : l'huile de ricin, l'eau de Sedlitz, les lavements tièdes, auxquels on ajoutera une cuillerée de glycérine, s'il est nécessaire, rendront dans ce cas des services.

Les lavements très chauds (à la température de 50°), exerceront une action antiphlogistique utile. Dans le double but de décongestionner l'appareil génital et de faire l'antisepsie du vagin, on aura recours au moyen thérapeutique recommandé par Sédillot et Trousseau, plus récemment par Emmet et les gynécologistes américains et anglais : nous voulons parler des injections chaudes antiseptiques faites dans le vagin à la température de 48°. Pour être efficaces, ces douches devront être prise au lit, le siège un peu élevé reposant sur un simple bassin de bidet ; elles devront être répétées matin et soir, quelquefois même trois fois par jour. L'irrigateur ordinaire sera proscrit ; on se servira d'un bock élevé à environ 50 centimètres de hauteur au-dessus des organes génitaux.

Des tampons de coton trempés dans la glycérine iodoformée, introduits dans les culs-de-sac vaginaux et laissés en place pendant vingt-quatre heures agiront avantageusement sur le col. « La glycérine, dit M. Pozzi, étant très avide d'eau, amène un flux considérable de sérosité et constitue une véritable saignée blanche. »

Enfin des émissions sanguines locales, des scarifications et surtout des mouchetures sur le museau de tanche, faites soit avec le scarificateur, soit avec un bistouri, auront raison des cas rebelles. Nous devons dire, toutefois, que dans le service de M. le professeur Cornil on a eu rarement besoin d'y recourir.

Cette période préliminaire est courte. Elle dure, suivant les cas, de quatre à dix jours. Nous ne commencerons du reste la deuxième phase de notre traitement, la dilatation, que trois ou quatre jours après les règles, lorsque la congestion menstruelle aura disparu.

2° MANUEL OPÉRATOIRE.

A. — *Dilatation du col.*

Voici donc notre malade convenablement préparée. Nous nous sommes assuré, par le toucher et le palper combinés, que la mobilisation et la compression bimanuelle de l'utérus ne déterminent plus aucune douleur. C'est le meilleur signe que nous ayons à notre disposition pour être certain de la disparition de l'état aigu de l'inflammation.

Mais, quel que soit l'état pathologique du col en dehors de l'état puerpéral, le canal cervical est toujours trop étroit pour admettre l'introduction d'un tube de dimensions suffisantes. Nous aurons donc recours à la dilatation préalable et, parmi les nombreux procédés qui nous sont offerts, nous choisirons ceux qui conviennent le mieux au but que nous nous proposons.

Nous ne parlerons pas de l'incision bilatérale totale du museau de tanche préconisée par M. Pozzi. C'est, ainsi qu'il le déclare lui-même dans son Traité de gynécologie, « une véritable opération que l'on ne doit pas entreprendre, si l'on n'a déjà acquis une assez grande habitude de la chirurgie utérine (1) ». Cette méthode exige du reste la ligature préliminaire des artères utérines, manœuvre qui n'est pas exempte de dangers, puis la restauration du col, qui, si elle est mal faite, peut occasionner des cicatrices vicieuses.

La discision ne nous convient pas. Les métrotomes de Simpson et de Martin, l'utérotome de Sims sont des instruments aveugles avec lesquels on peut blesser le péritoine ou la vessie (Vulliet). Il en est de même des ciseaux de Küchenmeister, du thermo-cautère et du bistouri, qui, d'ailleurs, n'agissent pas sur l'orifice interne. Ce serait là pour nous une cause suffisante d'exclusion. Les plaies ainsi faites sont en outre difficiles à guérir (Wathen).

Nous écarterons la divulsion ou dilatation extemporanée. Ce moyen douloureux exige l'anesthésie, léger inconvénient il est vrai, si l'introduction du tube doit être précédée du curettage. Il y a désagrément plus sérieux. Que l'on se serve, en effet, des dilatateurs à deux branches de Pajot, de Doléris, d'Ellinger ou de Schultze, à trois branches de Huguier, de Sims ou de Scanzoni, ou encore des dilatateurs en forme de spéculum de Lasvenant-Deschenaix ou de Mathieu, ces instruments n'exercent pas une action régulière sur les parois cervicales. Ils prennent leurs points d'appui sur des portions peu étendues du col et peuvent ainsi produire des déchirures suivies d'épanchements, si l'on pousse trop loin la dilatation. A part le dilatateur d'Ellinger, ils sont à branches divergentes et, pour ce motif, n'élargissent pas le canal cervical d'une égale quantité sur toute sa hauteur. Enfin, de deux choses l'une : ou bien ils sont minces, peuvent être facilement introduits jusque dans l'orifice interne, mais alors

____

(1) Pozzi. *Traité de gynécologie*. Paris, 1892.

sont flexibles et dilatent à un moindre degré que ne ferait supposer l'écartement de leurs branches à vide ; ou bien ils sont épais, présentent une force de résistance considérable, mais alors ne peuvent pénétrer sans qu'on ait à employer auparavant une autre méthode. (*Caillens, th. de Montpellier avril* 1891.)

Nous citerons pour mémoire le procédé employé par Vulliet (de Genève). Ce gynécologiste introduit un à un des tampons de coton, variant de la grosseur d'un pois jusqu'à celle d'une amande, dans la cavité utérine qu'il bourre ainsi complètement. Il prétend arriver de cette façon à une dilatation considérable. Il est cependant souvent forcé d'employer auparavant la laminaire, et de plus il faut une durée de huit à quinze jours pour atteindre le résultat cherché. Nous voyons dans ce procédé un mode de pansement intra-utérin, utile dans les cancers et les hémorrhagies des fibromes, plutôt qu'une méthode de dilatation.

Deux moyens nous restent : la dilatation rapide progressive à l'aide de bougies graduées et la dilatation lente avec des substances capables de se gonfler au contact des liquides aqueux. Disons-le de suite, c'est à ces deux modes que nous aurons recours, soit seuls, soit combinés.

Les qua're bougies d'acier imaginées par Peaslee, les deux bougies olivaires de Hank, présentent entre leurs dimensions des différences trop grandes. Les dilatateurs coniques de Lawson Tait, reliés par des lacs élastiques à une ceinture portée par la malade, n'offrent comme avantage qu'une économie de temps pour l'opérateur. Les instruments de cet ordre généralement adoptés, ceux dont on se sert dans le service de M. Cornil, sont les dilatateurs de Hégar modifiés par Math.eu, comparables aux dilatateurs uréthraux de Béniqué. Ils sont gradués d'une façon plus rationnelle. Il existe entre leurs calibres une différence de diamètre d'un millimètre, et encore serait-il à désirer, d'après l'inventeur lui-même, qu'il y eût des dimensions intermédiaires. Ce sont des tiges métalliques, cylindriques, légèrement incurvées, terminées par une extrémité conique, arrondie, et soudées deux à deux par l'autre extrémité de façon que l'ensemble de deux bougies a la forme d'une *S* italique allongée. Chacun d'elles sert ainsi de dilatateur ou de manche, suivant qu'elle est introduite ou qu'on fait pénétrer au contraire celle qui lui est fixée. Le n° 1 a 2 millimètres de diamètre, le n° 2, 3 millimètres et ainsi de suite.

Les substances mises en usage pour pratiquer la dilatation sont nombreuses. Nous passerons sous silence les racines de gentiane et de guimauve, aujourd'hui tombées dans l'oubli. Le tupélo (nyssa aquatica) dilate moins que la laminaire. Celle-ci (laminaria digitata), employée pour la première fois par Sloan en 1863 dans la pratique gynécologique, gonfle dans l'eau du double de son volume. L'éponge préparée à la ficelle augmente dans des proportions plus grandes, mais son introduction dans le col exige le plus souvent l'emploi préalable de la laminaire.

On a reproché aux bougies dilatatrices de déchirer la muqueuse cervicale et d'ouvrir ainsi la porte à l'infection ; aux éponges, qui pénètrent dans les plis de l'arbre de vie, de produire le même effet lorsqu'elles sont retirées. (Porak). A cela nous répondrons que dans le curettage, le hersage du col, on fait de parti pris des abrasions bien autrement importantes, sans qu'on ait à déplorer d'accidents redoutables, grâce à l'antisepsie.

On a mis sur le compte des tentes dilatatrices des cas de tétanos (Thompson, *Hosp. report*. Washington, 1873. Thomas, *Diseases of women*, Philadelphie), des cas de cellulite et de pelvi-péritonite (A*nn. de gynécologie*, 1888). Ces faits prouvent qu'il faut se servir de substances entièrement aseptiques ou mieux antiseptiques. On peut, dans ce but, à l'exemple de Tédenat, passer les tiges de laminaire à l'étuve, ou plutôt agir comme l'indiqua pour la première fois Herff de Darmstadt pour la racine de tupélo (*Klinische Wochenschrift*, n° 25, Berlin 1885), laisser séjourner éponges et laminaires dans une solution d'éther iodoformé assez concentrée pour qu'elle ait une couleur d'eau-de-vie vieille. Les tentes ainsi préparées sont antiseptiques et nous paraissent incapables de favoriser l'infection. Nous n'avons du reste jamais eu à noter, de ce chef, d'accidents septiques.

Le manuel opératoire est facile. Recommander une antisepsie aussi parfaite que possible pourrait paraître oiseux à l'époque actuelle ; il est naturel que nous prenions des précautions minutieuses en opérant sur l'appareil génital de la femme, ouvert doublement à l'infection, d'un côté par la voie lymphatique, de l'autre par la communication des trompes avec la séreuse péritonéale.

Si nous avons affaire à un col ramolli du fait d'un accouchement récent, nous emploierons de suite les bougies de Hégar.

La malade sera couchée dans la position dorso-sacrée. C'est ainsi du moins que l'on pratique dans le service de gynécologie de l'Hôtel-Dieu. La vulve et le vagin seront soigneusement savonnés avec un liquide antiseptique tel que la solution de sublimé à 1/4000. Il sera bon de raser les poils du pubis et des grandes lèvres, aussi bien pour la commodité de la manœuvre que pour assurer une asepsie plus parfaite. L'anesthésie n'est pas nécessaire si l'on ne doit pas pratiquer le curettage et, même lorsqu'on se propose de faire cette opération, un badigeonnage de la muqueuse utérine à la cocaïne, une fois la dilatation suffisante pour le passage du tampon, permet de se passer du chloroforme chez les malades courageuses.

Après avoir cathétérisé l'utérus pour se rendre compte à nouveau de sa direction et juger approximativement du degré de perméabilité du canal cervical, on fixe cet organe en plaçant une pince tire-balle américaine sur la lèvre antérieure du museau de tanche. Nous préférons cet instrument à la pince de Museux qui produit plus de délabrements. Les anneaux de la pince sont confiés à un aide ou, si l'on est seul, le corps de l'instrument est maintenu dans la paume de la main gauche, l'index de cette main allongé dans le vagin et affrontant la lèvre postérieure. On saisit alors de la main droite le dilatateur de Hégar que l'on juge pouvoir passer sans difficulté, on le fait glisser le long du doigt précédemment introduit dans le vagin, on le fait pénétrer jusqu'au fond de la cavité utérine, on le laisse quelques secondes et on le remplace par celui qui le suit immédiatement dans la série croissante. Il arrive souvent que l'orifice interne oppose, à un moment donné, une résistance invincible à la pénétration de la bougie dilatatrice. Il suffit dans ce cas d'enfoncer l'instrument aussi loin que possible et d'attendre quelques instants, en appuyant sans secousse et sans violence. Il se produit à ce moment un phénomène analogue à celui que l'on observe lorsqu'on essaie de franchir un rétrécissement spasmodique du canal de l'urèthre. L'effort prolongé exercé sur le muscle utérin finit par vaincre sa contracture. On laisse un peu plus longtemps le dilatateur une fois introduit, avant de passer au numéro suivant.

On pousse la dilatation jusqu'au numéro 19 ou 20 de la série de Hégar, ce qui correspond à un diamètre de 20 ou 21 millimètres. L'index peut alors généralement, l'utérus étant abaissé, franchir en entier le canal cervical et rendre compte, mieux que tous les hystéromètres, de l'état de la muqueuse. Dans le cas contraire, il pourrait servir lui-même à ce moment de tige dilatatrice. Il faut vingt à trente minutes pour arriver au résultat désiré.

Telle est la manière d'employer les bougies de Hégar. Mais leur introduction serait difficile, quelquefois même impossible, si l'on avait affaire à des utérus fléchis, à des cols sténosés, contracturés ou atteints de cicatrices qui les rendent rigides. On commencera alors par se servir de la laminaire.

La femme sera disposée comme précédemment, les mêmes soins antiseptiques seront pris, on placera un spéculum ou une valve de Sims et on fixera, comme plus haut, la lèvre antérieure du museau de tanche avec une pince tire-balle américaine. On prendra au bout d'une pince à pansement une tige de laminaire ayant séjourné dans l'éther iodoformé, on l'enduira, après avoir laissé évaporer l'éther dont elle est imprégnée, d'un peu de vaseline au sublimé et on l'introduira dans le canal cervical. A moins d'une atrésie complète, les tiges les plus fines parviennent en général, plus ou moins facilement, jusqu'au fond de l'utérus. Si cet organe est fléchi, il faudra courber légèrement la tige de laminaire, rendue flexible par son immersion dans l'éther iodoformé, de façon qu'elle puisse suivre sans peine la filière utérine. Que si le déplacement est trop prononcé, s'il existe un angle aigu formé par le corps de la matrice et le col, on ne se contentera plus alors de *fixer* l'utérus avec la pince, mais on *l'abaissera* et cette manœuvre, diminuant le degré de flexion, favorisera l'introduction de la tente et la rendra toujours possible.

Ransquins.2

La tige sera laissée en place vingt-quatre heures, remplacée au bout de ce temps par une autre plus forte après un nouveau lavage soigneux du vagin, puis vingt-quatre heures après, par une tige volumineuse. Si l'on éprouve trop de peine à faire pénétrer cette dernière, on la remplacera par un fagot de tiges plus petites, introduites une à une. On peut donc, en trois jours, arriver à une dilatation convenable ou ramollir suffisamment le col pour qu'on puisse se servir des bougies de Hégar.

Pour maintenir la laminaire en place comme pour assurer l'asepsie, nous avons l'habitude de mettre un petit tampon de gaze iodoformée au fond du vagin.

Voilà comment les choses doivent se passer et se passent la plupart du temps. Mais, à vrai dire, on éprouve parfois quelques ennuis.

On est parvenu à placer une tige de laminaire et on s'attend à trouver le lendemain que la dilatation a fait de rapides progrès. On fait l'examen de la malade et on s'aperçoit que la tige introduite la veille n'est plus dans l'utérus ou tout au moins qu'elle est presque entièrement sortie. On interroge la femme et on apprend qu'elle a eu quelques douleurs dans la journée précédente, quelques coliques comme elle les appelle. A cela rien d'étonnant. On sait que tout corps étranger, par sa présence dans la cavité utérine, main de l'accoucheur dans la délivrance artificielle, tampon intra-utérin, polypes, réveille l'activité musculaire de l'organe et amène des contractions réflexes qui tendent à l'expulser. Chez le plus grand nombre des malades, les contractions ne sont pas assez fortes pour chasser la tige. Mais on rencontre de ces utérus *irritables* qui ne peuvent rien tolérer dans leur cavité. Il nous faudra alors nous armer de patience, au début surtout, et, dès que nous pourrons le faire, introduire dans le canal cervical une éponge préparée aussi grosse que possible. Nous nous servirons naturellement d'éponges ayant séjourné dans l'éther iodoformé, éponges qui devront être d'un seul morceau, pour éviter qu'il n'en reste quelque débris dans la matrice. Cette substance se gonfle considérablement au contact des liquides. La tente ainsi constituée pénètre dans les plis de l'arbre de vie et adhère beaucoup mieux que la laminaire à la muqueuse utérine. Elle restera donc en place plus facilement, amènera la dilatation au maximum, fatiguera le muscle utérin et, comme après toute fatigue musculaire, amènera sa paralysie momentanée. L'éponge préparera dans ces cas la matrice à supporter la présence du tube que nous nous proposons d'y laisser à demeure.

Le 8 mars 1892, M. Courtin a présenté à la Société de gynécologie de Bordeaux (1) un moyen de maintenir les laminaires et les crayons médicamenteux dans la cavité utérine. Ce gynécologiste a imaginé des disques de caoutchouc percés à leur centre d'un orifice dans lequel on introduit l'extrémité de la tige ou du crayon, et offrant une assez large surface pour se fixer d'eux-mêmes sur les parois vaginales. Ces disques sont en outre percés de nombreux trous destinés à livrer passage aux liquides qui s'écoulent de la cavité utérine. Ils auraient aussi, d'après M. Lefour, l'avantage d'empêcher les tiges de s'égarer dans cette cavité.

Le temps nous a manqué pour faire l'expérience de ces appareils. Nous pensons toutefois, avec M. Chaleix, que l'introduction des tiges de laminaire, déjà pas très facile, doit être encore plus pénible avec ce procédé. Nous avons de plus peine à croire que la seule élasticité du caoutchouc parvienne à lutter victorieusement contre la force parfois considérable du muscle utérin. Nous appuyons nos doutes sur le fait rapporté plus loin (section d'une lèvre du col par un fil d'argent, observations XVIII et XX).

Quant à l'avantage dont parle M. Lefour, il suffit, pour évite de perdre les tiges de laminaire dans la cavité utérine, de fixer à leur extrémité un fil qu'on laisse pendre dans le vagin et de les choisir assez longues pour que, pénétrant à fond, elles débordent l'orifice externe.

Nous dirons aussi quelques mots de la difficulté qu'on éprouve parfois à retirer les tentes. Il arrive qu'elles se dilatent en sablier, le point rétréci correspondant à l'orifice interne. Il faut alors les saisir avec une pince et combiner les mouvements de traction avec des mouvements de rotation.

(1) *Nouv. Arch. d'obst. et de gyn.*, 25 juillet 1892.

Nous devons appeler encore l'attention sur un autre fait. Lorsque la tige de laminaire n'est pas assez longue, l'extrémité inférieure de cette tige appuie sur la lèvre postérieure, s'y enfonce, y produit une encoche, l'ulcération de cette lèvre, parfois même sa perforation. On comprend combien il est alors difficile d'enlever la tente ; d'où la nécessité déjà signalée d'employer des laminaires de longueur suffisante pour que, pénétrant à fond, elles dépassent l'orifice externe.

Enfin nous avons maintes fois entendu, à l'Hôtel-Dieu, M. Bonnaire insister sur le phénomène suivant, qu'il nous a fait à plusieurs reprises constater par le toucher direct. Chez un grand nombre de femmes, lorsqu'après la dilatation faite soit avec les tentes, soit avec les dilatateurs, on peut introduire l'index dans l'utérus, on sent que le canal parcouru est formé d'abord par le canal cervical puis par un segment de l'organe à parois amincies. Si l'on se contente de cet examen sommaire, on est étonné que la cavité utérine mesure si peu de hauteur. Mais en cherchant à se rendre un compte plus exact, on trouve, au-dessus du canal cervico-utérin, un nouvel orifice, un point de stricture, qui constitue à l'état gynécologique le pendant de l'anneau de Bandl à l'état puerpéral. Si l'on fait le curettage dans ces conditions, on s'expose à laisser au-dessus de cette sorte de sphincter une zone de muqueuse malade que la curette ne pourra atteindre ; il demeurera du tissu enflammé au voisinage de l'orifice utérin des trompes et, par suite, un foyer d'où partira la réinfection de l'endomètre de nouvelle formation. Alors quelle conduite tenir ? On fera au mieux en ces cas en ayant recours à titre complémentaire à la *dilatation digitale*. On abaisse la matrice en la maintenant solidement au moyen de deux pinces ; on glisse le doigt jusqu'au fond du canal cervico-utérin largement ouvert. La pulpe de l'index vient s'engager dans l'orifice contracturé. Dès lors il suffit d'appuyer lentement, sans secousse, longuement. Peu à peu l'extrémité du doigt pénètre en glissant. Elle peut même au bout de cinq à dix minutes se trouver assez comprimée par l'anneau musculaire pour prendre un aspect blanc, ischémié, lorqu'on la retire, comme si un lien circulaire de caoutchouc avait embrassé cette pulpe digitale.

Cette petite manœuvre, que nous avons vu mettre en pratique avec succès à différentes reprises par M. Bonnaire, rappelle, comme on voit, le mode d'introduction de la main entière dans l'utérus puerpéral, lorsque, plusieurs heures après l'accouchement, on est appelé à aller chercher dans le corps de la matrice, au travers de l'anneau de contraction stricturé, tout ou partie du gâteau placentaire.

N'était la nécessité d'explorer à fond le champ opératoire avant tout curettage, pour apprécier du doigt les qualités d'épaisseur, de consistance et de régularité de surface de la muqueuse, la crainte de n'agir que sur une partie seulement des tissus malades, par formation d'une arrière-cavité inaccessible, suffirait à rendre indispensable le toucher intra-utérin préopératoire. Ajoutons enfin qu'il nous semblerait difficile, dans l'espèce, de substituer à la dilatation digitale tout autre procédé destiné à faire céder l'anneau musculaire rétracté : le voisinage du plafond utérin rendant difficile la pénétration suffisante et surtout le maintien en place des tentes dilatatrices ou des bougies de Hégar.

B. — *Introduction du tube.*

La dilatation une fois obtenue, on pratique le curettage de la muqueuse, si on le juge utile. Entrer dans les détails de cette opération serait sortir de notre sujet.

Puis on met en place le tube de caoutchouc tel que nous l'avons décrit plus haut. Pour y arriver, on fixe l'utérus avec une pince tire-balle placée sur la lèvre antérieure du museau de tanche, on taille en bec de flûte arrondi, pour faciliter sa pénétration, l'extrémité du tube qui doit occuper le fond de la matrice et on saisit cette extrémité, enduite de vaseline, avec une pince. Les mors de l'instrument aplatissent le drain et réduisent ainsi son épaisseur, ce qui facilite son introduction. On n'a qu'à exercer une légère pression, en même temps qu'on fait des mouvements de torsion, pour effectuer la mise en place.

On s'est servi au début, dans le service de M. Cornil, de la pince à polypes ordinaire. Mais lorsque le drain avait pénétré aussitôt qu'on essayait d'enlever l'instrument, les mors serrés par l'utérus refusaient de s'écartêr et d'abandonner leur contenu. Ce n'était qu'avec une grande difficulté, en refoulant le caout-chouc avec l'index de la main gauche, souvent après plusieurs tentatives infructueuses, qu'on parvenait à sortir la pince en laissant le drain.

Pour éviter cet inconvénient, M. Bonnaire a fait construire chez Collin une pince spéciale, ayant l'aspect général de la pince à pansement vaginal. Mais les mors en sont moins épais, et ce qui diffère surtout, c'est l'articulation. On peut dire que l'instrument se compose, comme le forceps, d'une branche mâle portant, vers le milieu de sa longueur, un simple pivot à large tête, mais fixe et sans pas de vis, et d'une branche femelle portant, au point cor-respondant, une mortaise destinée à recevoir ce pivot. C'est l'articulation de Brunningausen pour le forceps. Il existe, près des anneaux, des crans d'arrêt destinés à maintenir la pince fermée. Mais, afin d'éviter la désarticulation spontanée de l'ins-trument, l'arète de ces crans, au lieu d'être parallèle à l'axe de la pince, est oblique et s'oppose ainsi au recul de la branche fe-melle. Après avoir mis le tube en place, on désarticule la pince et on en retire les branches une à une. Cette disposition apporte à la manœuvre une facilité inconnue jusque-là.

Cela fait, on met au fond du vagin un chiffou de gaze iodofor-mée. Ce tampon servira d'abord à empêcher les germes infectieux venant de l'extérieur de pénétrer dans la cavité utérine et absor-bera les produits de sécrétion qui s'en écouleront. Il aura aussi pour effet de caler le drain et de l'empêcher de glisser hors de la matrice. On aura soin de ne pas trop serrer le tissu antisep-tique afin de lui laisser son pouvoir absorbant et, d'autre part, de le disposer soigneusement autour de l'extrémité du tube, de façon à éviter que le caoutchouc n'appuie sur la cloison recto-vaginale et ne détermine du ténesme rectal, de la constipation ou même l'ulcération de la muqueuse du vagin. Enfin, dernière précaution, on pourra mettre sur la vulve un filtre de coton hy-drophile antiseptique.

3° Suites opératoires et soins consécutifs

La malade, maintenue au lit avec le moins de déplacement possible, ne se lèvera sous aucun prétexte. On prendra sa température matin et soir, afin de s'assurer qu'il n'y a aucune réaction fébrile.

La présence du tube est en général bien supportée. En aucun cas nous n'avons observé de fièvre pendant son application. Il ne nous a pas été possible, malgré notre attention éveillée sur ce sujet, d'observer fréquemment les réflexes signalés par M. L.-Championnière (1) et son élève M. Martin (2) dans les opérations portant sur l'utérus et les ovaires. Agitation, petitesse, fréquence et irrégularité du pouls, dyspnée, palpitations sont des phénomènes dont nous n'avons jamais constaté l'apparition chez nos malades.

Nous avons eu une fois à noter des nausées et des vomissements qui n'étaient incontestablement dus ni au chloroforme (il n'avait pas été employé) ni à une péritonite (il n'y avait ni fièvre ni douleurs) (3).

Un autre fait concerne la malade de l'observation IX. Elle eut à souffrir, pendant une semaine, du crachotement signalé, et décrit pour la première fois par M. L.-Championnière (4), malgré l'administration d'une dose quotidienne de 5 grammes de bromure de potassium. Ce réflexe guttural ne cessa que deux jours après l'ablation du tube.

Nous n'avons jamais eu à signaler de douleurs violentes. Les symptômes pénibles que pouvaient accuser les malades étaient les mêmes que ceux d'avant la dilatation. Il nous a semblé au contraire que le drainage apportait dès le début un soulagement très net, faisant disparaître ou diminuant les douleurs iliaques

(1) L.-Championnière. Communication à la Soc. de Biologie, 8 mars 1888.
(2) Martin. Th. de Paris 1887-1888.
(3) Observation XX.
(4) J. L. Championnière. *loc. cit.*

et lombaires, les sensations de constriction hypogastrique et de pesanteur périnéale.

Le tube restera en place, suivant les indications, de dix à vingt jours. On fera, tous les deux jours, le pansement, extrêmement simple du reste. Il suffit en effet de renouveler la gaze iodoformée, de laver soigneusement le vagin et de donner une injection intra-utérine. Le tube est pour cela d'une grande commodité. On introduit dans sa cavité une sonde à double courant, telle que celle de Mathieu dont nous nous servons habituellement, et on fait passer environ un litre d'une solution antiseptique (solution de sublimé à 1/4000 ou de phénosalyl à 1/100).

Après avoir fait l'irrigation, si le drain est quelque peu sorti, il faut le repousser au fond de l'utérus avec le doigt ou avec la pince-forceps.

En général, le tampon de gaze iodoformée maintient le caoutchouc suffisamment en place. Toutefois, il n'en est pas toujours ainsi et, comme pour la laminaire, l'utérus est parfois animé de contractions assez violentes pour *accoucher* du tube, que l'on trouve dans le vagin au moment du pansement, ou même qui sort complètement du canal génital, au moment où la femme fait effort pour aller à la garde-robe.

Nous ne connaissons pas de procédé satisfaisant pour maintenir avec certitude le drain dans la matrice. Au début (1), M. Bonnaire a suturé, dans deux cas, l'extrémité du tube au museau de tanche au moyen d'un fil d'argent. Mais le caoutchouc, chassé de haut en bas par les contractions utérines, a forcé ce fil à sectionner les tissus du col, inconvénient de peu d'importance, il est vrai, mais qui démontre l'inutilité de ce moyen de contention. Nous devons cependant ajouter que, dans un autre cas, un fil de soie, placé de la même façon, n'a pas produit le même résultat fâcheux. Peut-être y aurait-il lieu de faire, dans ce sens, de nouveaux essais.

Dès que l'on ne peut parvenir à remettre le tube en place, il faut de nouveau recourir à la dilatation au moyen de l'éponge

---

(1) Observations XVIII et XX.

de façon à la pousser, comme précédemment, aussi loin que pos·
sible.

En lisant les observations qui suivent, on verra que chez quelques malades nous avons eu à noter de la rétention d'urine ou
de la constipation. C'est que, pour maintenir le tube en place, on
avait jugé utile de laisser dans le vagin un chiffon de gaze iodoformée plus gros que d'ordinaire. L'urèthre ou le rectum se
trouvaient de la sorte comprimés. Il suffit, en cette occasion, de
changer le tampon ou de vider la vessie avec une sonde.

Les suites opératoires, les soins consécutifs sont donc des
plus simples. Nous ajouterons une dernière recommandation :
lorsqu'on enlève le drain définitivement, le col est perméable ;
pour assurer l'antisepsie, il convient d'introduire dans le canal
cervical un crayon d'iodoforme ou de sulfate de cuivre et au
fond du vagin un tampon de gaze antiseptique qu'on enlève le
lendemain.

INDICATIONS

Nous avons dit qu'en laissant à demeure un drain dans l'utérus nous nous proposions de maintenir béant, pendant un certain temps, l'orifice utérin et aussi d'exercer sur l'organe une action spéciale due à l'élasticité du caoutchouc. Voyons à quels cas pathologiques ce traitement peut s'appliquer.

1° MÉTRITE.

Dans cette affection, on a employé un grand nombre de traitements. Nous ne voulons pas nier l'action des moyens médicaux : ce sont des adjuvants utiles. Le traitement général, en combattant l'arthritisme, la scrofule, la chlorose, met la femme dans de meilleures conditions physiologiques, augmente sa force de résistance. Les émollients, cataplasmes appliqués sur le ventre ou dans le vagin, fomentations conseillées par Martineau (1), les narcotiques tels que les lavements laudanisés, les révulsifs, essence de térébenthine, pointes de feu, s'adressent plus particulièrement à l'élément douleur. L'action des résolutifs comme les onctions mercurielles et l'iodure de potassium, est problématique. Les douches vaginales antiseptiques chaudes, es tampons de glycérine iodoformée appliqués sur le col, les émissions sanguines locales luttent contre la congestion. Mais, on en conviendra, ce ne sont là que des moyens palliatifs : ils soulagent évidemment les malades, mais ne les guérissent pas.

Si nous considérons en effet un utérus enflammé, nous voyons que sa cavité, de virtuelle qu'elle est à l'état normal, s'agrandit au point de dépasser une capacité moyenne de deux centimètres cubes, quelquefois davantage (2).

(1) Martineau. Leçons sur la thérap. de la métrite, 1887, p. 44.
(2) Schwarz. Drainage de l'utérus non puerpéral. *Centralblatt für Gynœkologie*, n° 13, 13 mars 1888.

Cette augmentation de volume due à une involution incomplète de la matrice à la suite d'un accouchement ou d'un avortement, permet aux produits de sécrétion élaborés par la muqueuse toujours enflammée dans la métrite, de quelque nature qu'elle soit, de s'accumuler dans l'intérieur de l'organe. Nous ferons remarquer également, avec Schwarz (de Halle), que ce liquide muco-purulent, visqueux, ayant tendance à s'épaissir, ne peut s'écouler facilement à l'extérieur. Il trouve, en effet, l'orifice interne rétréci, sinon fermé, par l'épaississement de la muqueuse malade, très souvent par une coudure, une flexion au niveau de l'isthme.

La rétention de ces produits de sécrétion n'est pas sans pouvoir amener les plus graves désordres. Il est admis aujourd'hui par la plupart des auteurs que toutes les métrites sont dues à une infection, favorisée seulement par des causes prédisposantes comme les vices diathésiques, ou occasionnelles, comme la parturition, les fatigues, le traumatisme, les excès de coït, la masturbation, toutes les circonstances enfin qui amènent la congestion de l'appareil génital ou la dépression de l'organisme (1).

Que la métrite soit donc d'origine puerpérale ou blennorrhagique, les liquides éliminés par l'utérus contiennent des microbes pathogènes, streptocoques, staphylocoques ou gonocoques, et des toxines élaborées par ces microorganismes ou par des germes saprophytes (2). Küstner (3), en introduisant dans la matrice des tubes de verre, a recueilli du liquide provenant du corps de l'organe. Il y a trouvé, dans les cas de métrite, une grande quantité de microbes répondant à quatre ou cinq types différents. On sait, d'autre part, que les capillaires sont dilatés, ce qui rend la diapédèse des globules blancs plus facile, souvent même rompus en grand nombre comme dans les métrites hémorrhagiques, que les espaces lymphatiques utérins sont nombreux, plus larges qu'à l'état normal, et on comprend facilement que ces matières septiques, en contact permanent avec la muqueuse,

(1) Pozzi. *Traité de gynécologie*, 1892.
(2)*Traité de chirurgie*. Tome VIII, art. Métrite.
(3) O. Küstner. *Beiträge zur Lehre der Endometritis*. Iena, 1883, p. 87.

entretiennent son inflammation qui peut s'étendre à la muqueuse des trompes, que, résorbées par les deux circulations lymphatique et sanguine, elles propagent au loin la phlegmasie ; de là les poussées aiguës dans les métrites chroniques ; de là les périmétrites, les pelvi-péritonites.

Il est, on le voit, extrêmement important, ainsi que Schwarz (1) paraît l'avoir vu pour la première fois d'une façon bien nette, de faciliter l'écoulement de la leucorrhée, sorte de pus comparable, jusqu'à un certain point, à celui des abcès ; de là l'idée d'appliquer aux métrites le drainage imaginé par Chassaignac en 1844 pour toutes les collections purulentes. « Les plaies anfractueuses et purulentes, écrit le gynécologiste allemand, se ferment, règle générale, d'autant plus rapidement que la sortie des produits de sécrétion est plus facilement assurée, soit par de larges incisions, soit par des drains d'un bon fonctionnement. Il convient de placer sur la même ligne les organes creux dont le revêtement épithélial est atteint de catarrhe ».

Mais, dira-t-on, en ouvrant un abcès, en évacuant son contenu, on a favorisé sa guérison, mais cela ne suffit pas : il faut encore supprimer la cause de la suppuration. Nous le comprenons et nous ne prétendons pas guérir la métrite par la seule application d'un drain de caoutchouc à l'intérieur de l'utérus. Il est facile, en jetant un coup d'œil sur les lésions des métrites, décrites par M. le professeur Cornil (2) dans ses belles leçons sur l'anatomie pathologique de ces affections, de se convaincre qu'il reste autre chose à faire. Loin de nous, par conséquent, l'idée de rejeter le curettage. Lui seul pourra débarrasser l'organe malade de ces végétations composées de glandes hypertrophiées, de tissu embryonnaire ou vasculaire, de cette muqueuse enfin, rouge, molle, pulpeuse, sans consistance, incapable de revenir à la *restitutio ad integrum*, si on ne l'oblige à une rénovation complète.

Les observations placées à la fin de ce travail montrent qu'à

(1) Schwarz, *loc. cit.*

(2) Cornil. Leçons sur l'anatomie pathologique des métrites. *Journal des connaissances médicales*, 1888.

l'Hôtel-Dieu, dans le service de M. le professeur Cornil, on a eu recours dans une large mesure à cette opération. Toutefois, nous pensons, avec M. Bonnaire, que le curettage seul ne donne pas toujours les résultats espérés. Si parfait qu'il soit, il ne parvient pas toujours à enlever tous les tissus malades. Les glandes enflammées ne restent pas contenues dans l'épaisseur de la muqueuse : elles pénètrent plus profondément dans le tissu musculaire et, comme ce dernier résiste à l'action de la curette, il reste encore, après le raclage de la cavité utérine, des culs-de-sac glandulaires atteints par l'inflammation.

Nous savons que pour enlever les dernières cellules malades, ou pour les détruire, on fait, suivant la méthode de M. Doléris (1), le nettoyage avec des écouvillons plus ou moins durs, chargés de substances antiseptiques comme le sublimé, ou caustiques comme la glycérine créosotée. Nous y avons également recours. Mais est-on sûr, après cette manœuvre pratiquée une seule fois, de ne laisser dans la matrice aucune colonie microbienne capable de se régénérer et de créer un nouveau foyer d'infection ?

Dans les cas d'insuccès, et on en rencontre, si on laisse le col se refermer après le grattage, on sera obligé, pour agir de nouveau sur la muqueuse, de se conduire comme si on n'avait rien fait précédemment, de tout recommencer.

Au contraire, le tube de caoutchouc maintient la cavité utérine continuellement accessible à l'intervention. Il déplisse les tissus et rend ainsi plus complets le contact et l'action des substances médicamenteuses. Il permet, à chaque pansement, de nettoyer l'intérieur de la matrice au moyen d'injections antiseptiques; à l'Hôtel-Dieu on s'est servi, au début, de sublimé, on se sert maintenant du phénosalyl, mélange d'acide phénique, d'acide lactique, de menthol et d'acide salicylique. La solution à 1 0/0 faite avec ce produit est un bon désinfectant peu toxique (2). Nous n'avons jamais eu à nous plaindre de cet

(1) Doléris. — De l'endométrite et de son traitement *Nouv. Arch. d'obst. et de gyn.*, 1887.

(2) D'après les expériences faites sur les animaux, il faudrait 30 grammes

agent, introduit dans la thérapeutique par M. de Christmas, et dont le pouvoir chimiotaxique est de beaucoup supérieur à celui du sublimé et de l'acide phénique.

Nous pourrons aussi, par la dilatation prolongée au moyen du tube de caoutchouc, faire des cautérisations répétées afin d'empêcher la repullulation des germes restés dans les culs-de-sacs glandulaires. Nous employons dans ce but une solution de chlorure de zinc à 8 0/0, injectée avec une seringue de Braun, dont nous introduisons la canule dans la cavité du tube. Le liquide sortant par les nombreux trous du drain vient baigner les culs-de-sac glandulaires en voie de régénération. Un lavage intra-utérin abondant enlève l'excès de caustique qui pourrait s'écouler hors de l'utérus et empêche ainsi son action fâcheuse sur les tissus du vagin. Est-on dépourvu de seringue de Braun, on peut avoir recours au procédé qui suit : on enlève le tube et on passe rapidement dans l'utérus un tampon de ouate hydrophile, porté sur une baguette de baleine ou de bois et imbibé de la solution caustique ; on replace ensuite le drain après l'avoir lavé. — Il va sans dire que l'on peut employer n'importe quel liquide caustique.

Le drainage et la cautérisation répétée, sans curettage, nous ont servi avec succès dans les cas d'endométrite récente, dans les cas où la muqueuse était seule et peu malade. Nous en rapportons plusieurs observations.

Nous trouvons dans le séjour d'un tube de caoutchouc d'autres avantages. Les plaies faites par un instrument tranchant, ou par les caustiques puissants, laissent écouler une quantité considérable de sérosité. La plaie utérine, créée par le curettage ou la cautérisation, ne fait pas exception à cette règle. Elle donne aussi naissance à un liquide abondant, dont la rétention pourrait entraver le retour de la matrice à ses dimensions normales et dont la sortie facile sera assurée par le drainage.

Le muscle utérin, au contact du tube de caoutchouc comme de tout autre corps étranger, est, nous l'avons dit, animé de con-

de phénosalyl absorbé pour empoisonner un homme de taille moyenne (De Christmas, communication orale).

tractions réflexes. De flasque qu'il est dans la métrite ancienne, il reprend bientôt, par le fait de ces contractions, son élasticité, sa tonicité primitive. Aussi n'est-il pas étonnant que, docile d'abord dans les premiers jours du traitement, il tolère la présence du drain, mais que plus tard, ayant repris toute sa force, il se contracte énergiquement, chasse le caoutchouc et n'admette plus sa réintroduction. C'est ce que nous avons maintes fois observé.

La contraction de l'utérus, en rétrécissant le calibre des vaisseaux qu'il contient, diminue la stase sanguine. La circulation et par suite la nutrition de l'organe sont ainsi favorablement modifiées.

En résumé, le tube de caoutchouc laissé à demeure dans l'utérus atteint de métrite facilite l'écoulement des produits de sécrétion, permet d'agir sur la muqueuse de l'organe aussi souvent qu'on le désire et réveille la tonicité du muscle utérin.

Par ce procédé, employé seul dans les métrites récentes et légères, ou comme complément du curettage dans les métrites anciennes, nous avons vu cesser en quinze à vingt jours l'écoulement leucorrhéique, la sensibilité douloureuse de la matrice, nous avons constaté le retour de l'organe à ses dimensions et à sa consistance normales.

Est-il besoin d'ajouter que s'il existe, en même temps qu'une métrite blennorrhagique, de la vaginite et de l'uréthrite, il faut avant tout traiter ces deux affections, afin d'éviter une réinfection ascendante qui ne manquerait pas de se produire.

Enfin pour parachever la guérison, on pourra, après avoir eu raison de la métrite du corps de l'utérus, traiter s'il y a lieu la métrite chronique du col par l'opération de Schröder et ses déchirures par l'opération d'Emmet.

2° ATRÉSIE ET STÉNOSE DU COL.

Il faut tout d'abord distinguer l'*atrésie*, ou occlusion complète et absolue, de la *sténose*, ou rétrécissement d'un point quelconque du canal cervical. Ces deux états peuvent être congénitaux et coïncident alors souvent avec un état rudimentaire, tout au moins un développement insuffisant de l'appareil génital (utérus infantile ou pubescent), ou bien ils peuvent être acquis, accompagnent une atrophie consécutive à une superinvolution utérine ou succèdent à des traumatismes soit accidentels (escarres après l'accouchement), soit chirurgicaux et, parmi ces derniers, la cause la plus fréquente que nous ayons observée est l'introduction de bâtons caustiques à l'intérieur de la matrice.

Dans l'*atrésie*, si la femme a dépassé la ménopause, la lésion passe inaperçue et ne nécessite aucun traitement, mais dans le cas contraire, le sang menstruel, ne pouvant s'écouler à l'extérieur, transforme la matrice en une vaste poche remplie d'un liquide épais et sirupeux. Il y a alors *hématométrie*. Le sang exhalé par la muqueuse des trompes distend ces organes, dont la paroi est peu épaisse, et peut leur faire acquérir ainsi un volume considérable : il y a *hématosalpinx*.

Tant que l'épanchement est ainsi localisé, on n'a à noter que des douleurs plus ou moins violentes et la présence de tumeurs plus ou moins volumineuses dans l'abdomen. Mais si, la pression augmentant, le liquide épanché franchit l'orifice abdominal des oviductes, il se produit une hématocèle ou même une pelvi-péritonite ; de même si ce liquide, faisant éclater la poche qui le contient, pénètre dans le péritoine, il peut en résulter la mort par péritonite. L'issue n'a pas été plus favorable quand la collection sanguine s'est vidée dans l'estomac ou l'intestin.

La poche vient-elle à s'ouvrir spontanément dans le vagin : par l'orifice ainsi produit pénètrent des germes qui la font suppurer (*pyométrie, pyosalpinx*). Cet orifice insuffisant ne tarde d'ailleurs pas, dans les cas les plus favorables, à se refermer et le mal récidive.

L'atrésie congénitale est rare, mais l'occlusion ou tout au moins la sténose du canal cervical, due à des cicatrices vicieuses résultant de l'introduction dans l'utérus de bâtons caustiques, et en particulier de crayons de chlorure de zinc, est relativement fréquente. M. Vulliet (1) (de Genève) rapporte le fait

(1) Vulliet. Communication au Congrès de gynécologie de Bruxelles, *Sem. médic.*, n° 48, 24 septembre 1892, p. 385.

suivant : « Il s'agit d'une malade qui s'est adressée à moi au printemps de 1891. Elle souffrait d'hémorrhagies utérines qui duraient depuis de longues années. Je lui fis, le 30 juin 1891, un curettage utérin. Les débris furent envoyés au laboratoire d'anatomie pathologique de l'Université. Le résultat de l'examen fut que cette dame était atteinte d'une endométrite adénomateuse bénigne. Quatre mois plus tard, le 29 octobre, les hémorrhagies se reproduisant, et moi-même ayant des doutes sur l'exactitude du diagnostic, je traitai la malade par la méthode de Dumont-pallier dans le double but de détruire le plus généralement et le plus profondément possible la muqueuse utérine et d'obtenir une escarre qui se prêterait à un nouvel examen. Je n'obtins de réponse qu'au mois de décembre. A ce moment, la malade était au Caire, pour y passer l'hiver. La réponse concluait cette fois à la malignité de l'affection.

« La malade revint au printemps de 1892. L'orifice cervical était soudé, imperméable au cathétérisme et la matrice avait le volume d'un utérus gravide de quatre mois. Vis-à-vis d'un état de souffrance intolérable, et après avoir appelé le professeur Sänger en consultation, l'ablation totale de l'utérus fut décidée et faite le 10 juin 1892. Mais, tandis que l'opération eût été facile sept mois auparavant par le vagin, nous dûmes, après l'avoir commencée par cette voie, la terminer par la laparotomie, exposant ainsi notre malade à un maximum de dangers, qu'elle a du reste heureusement surmontés.

« L'opération, extrêmement laborieuse, dura trois heures et demie.

« Étant donnés le rapide développement de la tumeur, les douleurs intolérables de la malade et surtout le deuxième verdict de l'anatomie pathologique, nous nous attendions à trouver un carcinome du corps de l'utérus. Or, voici la pièce, réduite par le séjour dans l'alcool à environ la moitié de son volume primitif.

« Le canal cervical est soudé sur une longueur d'environ 2 centimètres. Au-dessus existe une petite cavité qui pouvait contenir une cuillerée à soupe d'un sang noir et visqueux. Les trompes n'étaient pas dilatées et ne contenaient pas de sang. La tumeur est constituée par les parois utérines hypertrophiées et présentant l'aspect fibreux que vous voyez. Il n'y a pas trace de carcinome. »

Si, dans ce cas, le diagnostic de tumeur maligne n'avait pas été porté, il eût peut-être été possible de refaire le canal cervical artificiellement, ce qui eût évité l'hystérectomie, si laborieusement faite.

On ne peut donc trop se hâter d'ouvrir un passage au sang contenu dans l'utérus. Le canal cervical étant formé d'abord au moyen du trocart, puis avec le bistouri ou les ciseaux, l'évacuation de la collection utérine sera, dans la plupart des cas, bientôt suivie de celle de la trompe.

Le rétrécissement ou *sténose* peut être physiologique et dû à un spasme de l'orifice interne, ou anatomique, siégeant en un point quelconque du col, et alors congénital ou cicatriciel. Quelle que soit la cause, quel que soit le siège, le sang exhalé au moment des règles est retenu dans la cavité utérine jusqu'à ce que sa tension soit suffisante pour qu'il franchisse l'obstacle. Il s'y altère et devient un milieu de culture pour les microorganismes ; d'où la fréquence des métrites accompagnant la dysménorrhée mécanique. Il s'y coagule et la présence de caillots dans le canal cervical est une cause de plus de rétrécissement.

Cette sténose est de plus une cause de stérilité, en rendant plus difficile l'accès des spermatozoïdes dans la cavité utérine, en retenant le mucus et les produits de sécrétion, qui s'épaississent, d'alcalins deviennent acides et par conséquent tuent le liquide fécondant. Or nous savons que l'accouchement est un mode de guérison naturelle des sténoses congénitales, par suite du changement de structure, du développement de l'utérus que la grossesse détermine.

Tous les gynécologistes se sont donc efforcés de rendre perméable le canal cervical pour lutter contre la dysménorrhée et faciliter l'imprégnation.

Les uns ont pratiqué la dilatation sanglante portant, suivant le point rétréci, sur l'orifice interne ou externe, et pour conserver le résultat obtenu ont placé, comme Barnes, (1) un petit

(1) Barnes. *Diseases of women*. Londres, 1878, p. 245.

pessaire à tige élastique, ou une cheville de verre comme Thomas (1) · Coghlan (2), en 1861, après l'emploi de l'utérotome avait recours au procédé suivant : il roulait en tube une lame de plomb autour des branches fermées d'une pince spéciale ; il recourbait légèrement les extrémités de ce tube en forme de lèvres ; il introduisait le tout dans le col, écartait les branches de la pince pour augmenter la dilatation, enlevait la pince et laissait le tube à demeure. Le pessaire employé par Barnes, la cheville de Thomas, le tube de Coghlan sont des corps rigides et par conséquent irritants, pouvant blesser l'utérus ou le vagin et sont d'une antisepsie difficile.

D'autres fois on a, surtout dans les sténoses spasmodiques, poussé la dilatation à l'extrême au moyen des dilatateurs à branches, du tamponnement intra-utérin à la gaze iodoformée ou mieux de l'éponge préparée.

Mais, après l'incision de l'orifice *externe*, il se forme ou bien une cicatrice qui reproduit la malformation, ou bien un ectropion de la muqueuse cervicale qui entretient la métrite du col. L'incision de l'orifice *interne* est un moyen aveugle. On ne peut en mesurer toute l'étendue et on s'expose à blesser les organes voisins de l'utérus. La dilatation sanglante est cependant inévitable dans l'atrésie complète. Heureusement ces cas sont très rares. Nous n'en avons pas rencontré.

La dilatation poussée à l'extrême a des effets momentanés. Pour être efficace, elle doit être répétée avant chaque menstruation ; d'où un ennui très grand pour la femme. Elle est difficilement supportée par les malades atteintes de dysménorrhée spasmodique, qui sont en même temps très nerveuses, souvent hystériques et qui souffrent d'hyperesthésies génitales.

Nous préférons la dilatation lente telle que nous l'employons ou la dilatation au moyen des bougies de Hégar, suivie du curettage, s'il y a lieu, et du tubage. Cette méthode est beaucoup moins douloureuse. Nous croyons aussi que l'amélioration

(1) Thomas. *Diseases of women.* Londres, 1880, p. 613.
(2) Coghlan. On dysmenorrhœa and sterility. *Med. Times and Gaz.*, 1861, t. I ; 1862, t. I.

obtenue est plus durable. La présence du tube de caoutchouc nous permet de traiter efficacement la métrite, qui se joint si souvent à la dysménorrhée mécanique. De plus, le drain agit dans la sténose spasmodique, accompagnée d'état pubescent ou d'atrophie de l'utérus, comme font les pessaires intra-utérins, en donnant un coup de fouet à la vitalité de l'organe. Nous dirons plus loin ce que nous pensons de ces pessaires.

Nous comparons volontiers l'action du drain de caoutchouc dans la sténose cervicale à celle qu'exerce en obstétrique l'écarteur utérin de M. Tarnier. Citons à ce propos le passage suivant, écrit par M. Bonnaire, dans une publication récente (1) : « A l'élasticité du muscle, le caoutchouc oppose la sienne. Ce n'est point par la violence, mais par la continuité de son action, que cette substance élastique fait céder le muscle. L'écarteur fatigue lentement, progressivement et uniformément le sphincter cervical. Il use sa tonicité, surexcitée du seul fait de l'irritation produite par le travail» (ici par la métrite) « et il vient même à bout de cette tonicité lorsqu'elle est pervertie par excès, c'est-à-dire lorsqu'elle entraîne l'état pathologique connu sous le nom de contracture spasmodique du col. »

Nous avons l'habitude de laisser le tube de caoutchouc en place jusqu'à ce qu'une période menstruelle se soit écoulée. Pendant cette période les injections intra-utérines sont naturellement suspendues.

Duke (de Dublin) (2) préconise un procédé analogue au nôtre lorsqu'il conseille d'introduire dans l'utérus, après avoir incisé l'orifice externe et le canal cervical, une tige creuse formée d'un fil d'acier enroulé en spirale. Il dit avoir obtenu ainsi des résultats vraiment remarquables et n'avoir jamais observé la récidive de la sténose après l'emploi de ce procédé. Il n'aurait jamais eu non plus à noter de paramétrite ni de septicémie. Nous avons dit plus haut ce que nous pensions de la dilatation sanglante, qui doit, selon nous, n'être employée que dans les cas où elle

(1) Bonnaire. L'écarteur utérin Tarnier. Arch. de tocologie et de gynécologie, oct., nov. et déc. 1891, p. 34 du tirage à part.

(2) A. Duke. On the value of the flexible spiral wire stem in the treatment of stenosis. *Med. Press and. circular.* London, 1890, n. s. 1. 548.

est inévitable, c'est-à-dire l'atrésie complète. Quant aux drains de Duke, malgré l'assertion de l'auteur, nous croyons qu'avec eux, l'antisepsie est peu aisée. Nous ajouterons qu'il est difficile de s'en procurer dans le commerce, tandis qu'on trouve partout des tubes de caoutchouc convenables. Le drain dont nous nous servons est au moins aussi flexible, aussi facile à tenir propre, aussi peu coûteux que la tige spirale de Duke. Nous n'avons donc aucune raison de lui préférer cette dernière. Nous craindrions, en maintenant une substance métallique, de produire l'ulcération ou même la perforation de la matrice.

3° ANTÉFLEXION ET RÉTROFLEXION.

Il est une autre classe de rétrécissements du canal cervical. Ce sont ceux causés par une courbure de l'utérus au niveau de l'isthme, une antéflexion ou une rétroflexion.

Nous ne parlerons pas des déviations de ce genre dues à l'existence d'une tumeur abdominale quelconque, telle qu'un kyste de l'ovaire ou un fibrome. Il est évident qu'en pareille occurrence, l'existence de la flexion est liée à la présence de la tumeur et que, pour guérir la première, il faut faire disparaître la seconde. Mais les flexions reconnaissent d'autres origines, sur lesquelles les auteurs ne sont du reste pas d'accord.

L'antéflexion peut être congénitale; il suffit que la paroi antérieure de l'utérus ne se soit pas développée parallèlement à la paroi postérieure pour que cette malformation soit constituée.

L'antéflexion peut aussi être acquise. Lorsque l'utérus est enflammé depuis un certain temps, sa consistance est diminuée. Dans ces conditions, le corps de l'organe augmenté de volume et de poids, du fait de la métrite, s'incline en avant, pivotant autour de l'isthme dont les tissus sont ramollis comme autour d'une charnière. D'après E. Martin (1), il faudrait tenir compte aussi du défaut de retrait de la paroi postérieure de l'utérus après l'accouchement ou l'avortement. La présence de débris de l'œuf sur cette paroi amènerait une inflammation plus intense

(1) E. Martin. *Die Neigungen und Beugungen des Uterus.* Berlin, 1870, p. 144.

au point où ils sont implantés : de là une subinvolution locale.
Schültze (1) prétend qu'il y aurait lieu d'accuser la paramétrite
postérieure succédant à la blennorrhagie ou à l'infection post-
puerpérale, affirmant qu'ainsi le col est attiré en haut et en
arrière par les ligaments utéro-sacrés rétractés et que, pour ce
motif, le corps de l'organe est obligé de se courber en avant.
« On peut se demander si la paramétrite n'est pas la conséquence
plutôt que la cause de la flexion » (2).

La rétroflexion, toujours acquise, reconnaît une étiologie analogue à celle de l'antéflexion.

Quoi qu'il en soit, une fois que l'organe est placé dans sa
position vicieuse, il contracte des adhérences avec les organes
voisins. Le canal cervical est diminué de volume par suite de
la flexion, parfois aussi par suite de la coexistence d'une sténose
proprement dite, et, comme dans le rétrécissement protopathique,
il y a stérilité, le sang et les produits de sécrétion séjournent
dans l'utérus et y subissent les mêmes altérations. La métrite a
pu produire la déviation, et cette dernière, de son côté, entretient
la métrite.

L'antéflexion a été traitée, il y a longtemps déjà, par l'application de pessaires intra-utérins. Ce moyen fut abandonné à la
suite de la discussion qui eut lieu en 1854 à l'Académie de
médecine. Il n'est pas étonnant, du reste, qu'il soit arrivé des
accidents mortels par péritonite ou septicémie, à la suite de
l'introduction de ces appareils, à une époque où l'antisepsie
était inconnue. Cependant les auteurs anglais, entre autres
Simpson et G. Thomas (3), Valleix en France, n'hésitent pas à
les recommander.

Les pessaires intra-utérins les plus anciens, celui par exemple
que Levret imagina à la fin du siècle dernier, sont constitués
par une tige métallique, rigide et pleine, introduite dans l'utérus et terminée par une plaque ou cuvette s'adaptant sur le col.

(1) Schültze. *Traité des déviations utérines.* Trad. de Hergott. Paris, 1884,
p. 210.

(2) Pozzi. *Traité de gynécologie*, 1892, p. 461.

(3) G. Thomas. *New-York med. Journ.*, déc. 1888, p. 720.

Puis le métal unique fut remplacé par un ensemble de deux métaux accolés (pessaires de Simpson et de Barnes). On espérait ainsi produire sur la matrice une action galvanique que nous croyons bien problématique. Ces pessaires étaient rectilignes et s'adaptaient mal par conséquent à la forme de l'utérus qui présente, à l'état normal, une concavité antérieure.

Viennent ensuite les pessaires à tige élastique mais pleine, dont le plus connu est celui de Vulliet. Il est constitué par une tige de baleine fixée à une petite plaque métallique.

L'antisepsie des appareils précédents est difficile. Il est d'autres modèles de pessaires, qui sont pour ainsi dire de véritables drains. Nous citerons celui de Fehling (1), formé d'un tube de verre léger et percé de trous. La muqueuse utérine pénètre dans ces orifices et maintient le tube en place. Mais il résulte de ce fait que cette muqueuse peut être désinfectée seulement sur ces points isolés au moyen des injections intra-utérines. Le pessaire imaginé par Greenhalgh est formé d'un tube de caoutchouc flexible, dont l'extrémité utérine présente quatre fentes longitudinales et dont l'extrémité vaginale se continue avec une plaque de caoutchouc. Si ce tube était percé sur toute sa longueur d'un certain nombre de trous, il ne différerait pour ainsi dire pas du drain que nous employons.

Pour nous, nous fondant sur ce que les flexions utérines sont, dans la presque totalité des cas, accompagnées de métrite, et sur ce que cette complication est la cause principale des symptômes pénibles, nous avons l'habitude d'agir comme suit. Les adhérences qui fixent l'utérus dans sa position vicieuse sont rompues, si elles existent, par pression intra-vaginale ou intra-rectale. Ceci fait, alors que nous sommes assuré d'être à l'abri de toute réaction inflammatoire, suivant notre technique habituelle, nous faisons la dilatation, le curettage, s'il y a lieu, et nous introduisons dans l'utérus le drain de caoutchouc que nous laissons environ trois semaines. Ce dernier nous permet de faire le traitement local continu de la métrite concomitante par l'application de topiques, avantage que ne nous donnent pas les pessaires vagi-

(1) Fritsch. *Die Krankheiten der Frauen,* 1886, p. 244.

naux. Il agit de plus comme les pessaires intra-utérins auxquels il peut être comparé, tout en étant d'un nettoyage plus facile, en ranimant la vitalité de l'organe par suite de l'irritation de présence qu'il produit. Il lutte avec douceur, mais d'une façon continue, contre la tendance des fibres musculaires de l'utérus à se plier au niveau de l'isthme.

« De même que le tissu élastique fait céder les contractures les plus opiniâtres des muscles à fibres striées, quand il s'agit de réduire des luxations, de même, avec le temps, il fatigue et paralyse le tissu musculaire lisse du sphincter utérin. » (Bonnaire) (1).

Par ce procédé, nous avons évité à un certain nombre de femmes l'ennui d'opérations sérieuses comme la discision sagittale du col, l'hystéropexie ou l'opération d'Alexander, nous avons fait disparaître les métrites accompagnant les flexions et nous avons sinon guéri complètement, du moins diminué suffisamment les déviations pour que les symptômes pénibles qui en dépendent immédiatement comme le ténesme vésical, le ténesme anal, ne tourmentent plus les malades.

Peut-être un plus long séjour du tube de caoutchouc dans la cavité utérine serait-il nécessaire pour obtenir une guérison radicale. On pourrait alors, d'après M. Bonnaire, pour permettre aux malades de se lever, suturer le drain au museau de tanche au moyen d'un fil de soie. Pour éviter la section des tissus signalée plus haut, on diminuerait la longueur du tube, de façon qu'il ne touche plus le fond de l'utérus, tout en dépassant le point de flexion. Les sujets nous ont manqué pour expérimenter ce *modus faciendi*, qui nous paraît en tout cas sans danger.

4° SALPINGITES CATARRHALES ; HYDRO ET PYOSALPINX.

Lorsque les lésions des annexes furent bien séparées et diagnostiquées de celles de l'utérus ou des tissus qui les entourent, un certain nombre de chirurgiens de tous les pays, à l'exemple

(1) Bonnaire. *Sem. méd.*, 31 août 1892.

de Lawson Tait, pratiquèrent couramment la castration. Il suf-
fisait qu'une femme souffrît avec persistance dans la région des
trompes ou qu'elle fût atteinte de métrorrhagies graves de cause
inconnue pour qu'elle fût, à leurs yeux, incurable autrement
que par l'ablation des trompes et des ovaires. A l'heure actuelle,
une réaction s'est produite. Tandis que quelques gynécologues,
tout en faisant la laparotomie, cherchent dans quelques cas à
épargner les annexes, en rompant les adhérences (1) qu'elles ont
contractées ou en exprimant leur contenu muco-purulent (2),
d'autres auteurs, comme MM. Walton (3), Poullet (4) (de Lyon),
Doléris (5), s'efforcent de livrer passage aux collections tubaires
par les voies naturelles et instituent le drainage de l'utérus.

Nous ne voulons point nier qu'il existe des cas où l'oophoro-
salpingotomie peut seule amener la guérison. Lorsque les ovaires
sont primitivement atteints, scléro-kystiques, le traitement que
nous préconisons ne peut avoir sur les organes malades qu'une
action bien éloignée. Il en serait de même chez une malade telle
que celle dont parlait M. Fournel (6) au dernier Congrès de
gynécologie, s'exprimant ainsi : « J'ai eu l'occasion d'observer
une malade atteinte de salpingite kystique, chez laquelle la
dilatation méthodique avait échoué ; la laparotomie et l'ablation
des organes lésés permirent de guérir la malade, d'examiner
avec soin les annexes et de se rendre compte des raisons
anatomo-pathologiques pour lesquelles la dilatation devait
échouer.

« J'ai conservé les pièces à l'état kystique pendant dix jours.

« Pendant ce temps, le liquide contenu dans les hydro-
salpinx ne s'est pas écoulé ; six jours après l'opération, il y avait
à peine un peu de diminution de volume du kyste tubaire du

---

(1) L.-Championnière. *Bull. et mém. Société de chirurgie,* 5 déc. 1888
p. 927.
(2) Polk. *Am. Journal of obst.,* juin 1887.
(3) Walton. *Ann. de la Soc. de méd. de Gand,* juin 1888.
(4) Poullet. *Lyon médical,* fév. et mars 1888
(5) Doléris. *C. r. de la Soc. de biologie,* 1888
(6) *Sem. médicale,* 1892, n° 49, p. 396.

côté droit, phénomène de simple transsudation à travers les parois.

« En incisant, je trouve que le kyste est nettement limité en dehors par les franges du pavillon adhérentes ; en dedans, il existe un étranglement siégeant vers le milieu de la trompe ; en me dirigeant vers l'utérus, il m'est impossible de rencontrer dans cette portion de la trompe quoi que ce soit qui ressemble à un passage, à un orifice. Sur des coupes transversales, je ne réussis pas davantage. Cette portion interne de la trompe paraît transformée en un véritable cordon fibreux.

« Aussi, dans le cas présent, toute thérapeutique intra-utérine, si bien établie et aussi bien suivie fût-elle, devait rester inefficace. »

Mais il n'en est pas toujours ainsi. L'orifice utérin des trompes n'est pas toujours, dans les salpingites kystiques, oblitéré d'une façon complète. Si la surface intérieure de la trompe de Fallope était constituée par une *séreuse*, il est évident que toute inflammation pourrait déterminer des adhérences analogues à celles qui se produisent dans les péritonites ; mais les deux parois d'une *muqueuse* enflammée ne se soudent pas aussi facilement. Les ostia uterina sont bien oblitérés parfois par suite de la cicatrisation de leurs bords, mais aussi par contraction des fibres musculaires formant sphincter ou par la présence soit de végétations tubaires ou utérines, soit de coagulations fibrineuses qui forment bouchon. On comprend combien ces orifices sont facilement obstrués, lorsque l'on songe qu'à l'état normal on peut à peine y faire passer une soie de sanglier. Il arrive cependant que dans les salpingites appelées profluentes, les trompes se vident à intervalles irréguliers. Nous savons qu'on a contesté le fait et qu'on a prétendu que le liquide éliminé provenait non de l'oviducte, mais de l'utérus atteint de métrite (1).

Nous citerons, pour répondre à cette objection, le fait signalé dans l'observation XXI, que nous rapportons à la fin de ce travail. Il s'agit d'une malade atteinte de salpingite kystique, chez laquelle on avait fait la dilatation en vue du curettage et du

____

(1) Pozzi. *Traité de gyn.*, 1892, p. 656.

tubage. On venait de retirer la tige de laminaire, l'orifice utérin
était dilaté du diamètre d'un porte-plume environ, lorsqu'on vit
au bout de quelques instants, entre l'introduction de deux tiges
de Hegar, du pus s'écouler du col par jets saccadés. Il nous
semble que, dans ce cas, ce liquide venait bien non de l'utérus,
mais de l'oviducte, d'autant que le libre passage de l'hystéromètre, effectué préalablement à la dilatation, n'avait déterminé
aucun écoulement.

Avant de faire l'ablation des annexes, on est donc bien excu-
sable, nous dirons plus, on a le devoir d'éviter cette mutilation
en cherchant à rétablir la perméabilité de l'orifice utérin des
trompes et à les vider de leur contenu. Nous ferons toutefois des
réserves au point de vue des hématosalpinx, dont nous parlerons
aux contre-indications. Sans nous étendre sur les conséquences
morales et économiques de la castration, nous ferons remarquer
que la laparotomie est une opération grave et délicate, puisqu'on
touche au péritoine. Elle exige, de la part du chirurgien, une
certaine habileté qui ne s'acquiert que par l'expérience. Elle
réclame un arsenal chirurgical assez compliqué, une anesthésie
complète, nous allions dire voisine de l'asphyxie, le concours
d'aides instruits, des soins consécutifs attentifs et intelligents.
Aussi les malades pauvres ne sont-elles en mesure de bénéficier
de la laparotomie que dans les grands centres, où les hôpitaux
peuvent leur fournir toutes les conditions désirables. Mais en
province, à la campagne, il est naturel qu'un médecin hésite à
entreprendre une telle intervention, faute d'une habitude opératoire suffisante.

Et d'ailleurs la castration n'a pas toujours guéri radicalement
les malades. A maintes reprises nous avons examiné, à la consultation gynécologique de l'Hôtel-Dieu, des femmes auxquelles
on avait enlevé les trompes et les ovaires quelques mois, parfois
plusieurs années auparavant, et qui souffraient néanmoins autant qu'avant l'opération. Les auteurs partisans de la thérapeutique conservatrice en ont d'ailleurs cité des exemples.

Pour ces différentes raisons, nous croyons utile de tenter
d'abord un traitement plus simple. Nous avons vu pratiquer à
l'Hôtel-Dieu, dans le service de M. le professeur Cornil, le drai-

nage de l'utérus pour un certain nombre de salpingites kystiques. Nous rapportons plusieurs observations de malades guéries ou améliorées par ce moyen. On a obtenu ainsi l'évacuation d'un certain nombre de collections tubaires. Le pus s'écoule soit au moment de la dilatation, soit tardivement au bout d'une dizaine de jours de drainage en moyenne. Quel est le mécanisme de ce fait? Nous tombons ici dans les hypothèses. Admettrons-nous, avec M. Bonnaire, que la tige de laminaire et le tube de caoutchouc agissent de façon réflexe sur les ostia uterina, grâce à la perte de tonicité du sphincter cervical dilaté, en pensant avec cet auteur qu'il existe une sorte de solidarité entre les trois orifices utérins? Admettrons-nous que les parois utérines distendues diminuent d'épaisseur et que le trajet intra-utérin du canal tubaire se trouve d'autant raccourci (Walton)? On conçoit que nous ne puissions nous rendre compte exactement de la façon dont se passe le phénomène. Ce qui est certain c'est que, lorsqu'il existe un corps étranger de la matrice, on constate non seulement la contraction de cette dernière, mais aussi celle des oviductes, qui sont animés par les mêmes plexus nerveux.

Quoi qu'il en soit, en cas de succès, on observe, au bout de quinze à vingt jours, la disparition de la tumeur formée par la collection tubaire. Il ne reste plus alors que la paroi indurée des trompes sous forme de carapace. La périsalpingite rétrocède ensuite peu à peu.

On nous objectera que, par notre traitement, nous nous exposons à produire l'écoulement de matières septiques dans le péritoine, à déterminer une péritonite. Le contenu des trompes kystiques renferme, en effet, d'après les recherches de Wertheim (1) et de Menge (2), des microorganismes pathogènes dans plus d'un tiers de cas. Nous-même avons ensemencé trois fois des tubes de gélatine avec du pus pris à l'intérieur d'un drain, alors que nous étions certain de l'état d'asepsie du vagin. Une fois, la culture est restée stérile; dans un second cas, M. Toupet a trouvé du streptocoque, dans un troisième cas du staphylocoque. Mais

(1) Wertheim. Die ascendirende Gonorrhæ. *Arch. für gyn.*, 1892. Heft.
(2) Menge. *Centralblatt für gyn.*, 1890, p. 81, supplément.

il est à remarquer que l'orifice péritonéal des trompes est de bonne heure oblitéré, dans les salpingites, par la soudure des franges du pavillon. Il nous est cependant arrivé d'observer une complication de pelvi-péritonite légère (observation IX). Mais nous avons lieu de penser qu'en ce cas l'intervention par dilatation avait été un peu hâtive. L'utérus et le paramétrium n'avaient pas été assez longtemps soumis au traitement anti-phlogistique préalable et on avait commencé la dilatation alors qu'il existait encore une poussée inflammatoire aiguë. Il est curieux de noter que le contact du tube avait été très mal toléré et la malade avait présenté un certain nombre de troubles réflexes, analogues à ceux qu'a décrits M. L.-Championnière, (vomissements, crachotement). Il ne suffit pas en ce cas de retirer le tube pour voir cesser les accidents. Aux troubles nerveux à distance firent place, au bout de quarante-huit heures, des symptômes de périmétrite. Ainsi la clinique confirma, de ce fait, la règle que nous avons énoncée plus haut : qu'il ne faut jamais dilater l'utérus en état d'inflammation aiguë.

On nous objectera aussi que les « guérisons et améliorations observées après notre traitement sont relatives à des périsalpingites séreuses, prises, à tort, pour des pyosalpinx » (1). Nous répondrons en rappelant le fait de l'observation XXI déjà cité. L'écoulement de pus eut lieu dans de telles circonstances que son origine tubaire n'est pas douteuse. Nous ajouterons cette remarque : les deux examens bactériologiques obligeamment faits par M. Toupet, qui a constaté la présence du streptocoque ou du staphylocoque, démontrent que nous avions affaire non à des épanchements séreux, mais bien à des collections purulentes.

Si nous avons obtenu des résultats satisfaisants dans les salpingites kystiques, à plus forte raison avons-nous eu des succès dans les salpingites catarrhales récentes, qui peuvent être considérées comme un épiphénomène survenant dans le cours des métrites, et pour lesquelles un grand nombre d'auteurs con-

(1) Pozzi. *Traité de gynécologie,* 1892, p. 662.

seillent aujourd'hui le curettage avant de toucher aux annexes,
Le drainage employé comme complément de cette opération la
rend plus efficace; employé seul dans le traitement de la métrite, il agit dans le même sens en supprimant les foyers d'infection qui ensemencent les trompes.

Il est, du reste, facile de suivre du doigt l'effet bienfaisant du
tube dilatateur laissé à demeure. Il suffit de peu de jours pour
voir disparaître, avec la douleur au toucher, l'induration vermi-
cellée qui décelait la présence de la trompe enflammée au-dessus
de la voûte latérale du vagin. Il nous semble assez logique d'admettre qu'en ces cas, le contact du tube de caoutchouc agit indirecte-
ment sur la phlegmasie des trompes, en déterminant une sorte
de révulsion à la surface interne de l'utérus, et un surcroît d'ac
tivité circulatoire dans toute la zone génitale interne, qui ont
pour effet d'amener la résorption des infiltrats de la paroi salpingienne (M. Bonnaire).

CONTRE-INDICATIONS.

Nous croirions inutile de parler de la grossesse, qui est bien entendu une contre-indication formelle, s'il n'était parfois difficile de trancher d'emblée le diagnostic entre la grossesse récente et la métrite parenchymateuse. Dans les deux cas, en effet, on peut observer les mêmes symptômes, augmentation de volume de l'utérus, absence de règles, troubles dyspeptiques et réflexes, colostrum dans les seins, etc.

Ici, la règle est absolue : dans le doute et lorsque le soupçon de grossesse pourrait venir à l'esprit malgré les affirmations de la femme qui pourraient être erronées à dessein, on doit s'abstenir et attendre.

La périmétrite aiguë avec réaction fébrile est une contre-indication au drainage. Il est facile de comprendre que les tiraillements exercés sur l'utérus, la dilatation du col, ne feraient qu'aggraver le mal, quand parfois un simple toucher, même aseptique, détermine une recrudescence de l'inflammation.

Si l'on trouve, dans les antécédents d'une malade atteinte de salpingite, des symptômes indiquant qu'il y a eu des poussées successives de pelvi-péritonite, le drainage nous ferait craindre, en provoquant de nouvelles contractions des trompes, l'expulsion de pus dans le péritoine au travers des pavillons et la réinfection de cette séreuse.

Enfin, si une tumeur salpingienne est survenue brusquement et a pris en peu de temps un volume considérable, il y a lieu de penser à l'existence possible d'un hématosalpinx ou d'une grossesse tubaire. Il y aurait alors à redouter, en pratiquant le drainage, de déterminer une hémorrhagie nouvelle, par suite la surdistension de la trompe et peut-être son éclatement. Au contraire, s'il s'agit d'accumulation de sang dans les oviductes par suite d'atrésie du col de l'utérus, il n'y a plus contre-indication.

OBSERVATIONS

Les observations qui suivent ont toutes été recueillies dans le service de M. le professeur Cornil à l'Hôtel-Dieu. Nous n'avons fait mention de la température que lorsqu'il y a eu une réaction fébrile. Partout ailleurs, c'est-à-dire dans la presque totalité des cas, la température étant normale, nous nous sommes abstenu d'en parler.

OBSERVATION I.

Recueillie par M. Rouquès, externe du service de M. le professeur Cornil.

Endométrite hémorrhagique. — Utérus latéro-fléchi à gauche.

La nommée M... (Fanny), 28 ans, couturière, entre le 31 mars 1892 à l'Hôtel-Dieu, salle Sainte-Marie, lit n° 22, service de M. le professeur Cornil.

Réglée à 11 ans. La menstruation avance de cinq jours à chaque période. La malade souffre tous les mois, à ce moment, de douleurs de ventre et de reins avec irradiation dans la jambe gauche, douleurs qui l'obligent à garder le lit.

Leucorrhée dans l'intervalle des règles, plus abondante dans les quatre jours qui les précèdent et qui les suivent.

Pas de grossesses.

En 1889, la malade fut soignée à l'Hôtel-Dieu pour un phlegmon dans le côté gauche du ventre (?). On lui fit une cautérisation au chlorure de zinc. En 1891, dilatation de l'estomac, douleurs dorsales et épigastriques qui existent encore. Crises nerveuses traitées par des douches journalières.

Le 16 février 1892, les règles sont venues avec l'avance, la durée et l'abondance ordinaires.

Le 28, apparaît une hémorrhagie qui dure jusqu'au 15 mars et qui est plus abondante quand la malade se lève. En même temps douleurs abdominales violentes au début, calmées par le repos au lit pendant un mois, mais revenant plus fortes dès que l'hémorrhagie s'arrêtait.

Le 27 mars. Nouvelle perte de sang.

Pendant tout ce temps, diarrhée.

Les douleurs que la femme éprouvait au palper dans le côté gauche du ventre ont cessé il y a quelques jours.

Au toucher, utérus en latéro-flexion gauche, peu mobile ; col long, à peine ouvert, conique. Au spéculum, col rouge, congestionné.

Le 3 avril. Lavage des parties génitales. Tampon de gaze iodoformée dans le vagin.

Le 4. Introduction d'une tige de laminaire de 2 millimètres de diamètre dans l'utérus. Douleurs de reins, de ventre, dans les cuisses. Inappétence. Crise de nerfs.

Le 5. Tige de laminaire de 5 millimètres. Crise nerveuse.

Le 6. Tige de laminaire de 8 millimètres environ.

Le 7. Curettage sous le chloroforme. Écouvillonnage à la glycérine créosotée. Badigeonnage de la cavité utérine au moyen d'un tampon de ouate imbibé de chlorure de zinc. Introduction du tube. Injection dans le tube.

Le 8. Quelques vomissements. Eau de Vichy.

Le 9. Pansement. Injection dans le tube.

Le 11. Le tube est au niveau de l'orifice externe. L'orifice interne est refermé. On introduit une tige de laminaire de 4 millimètres environ de diamètre. Douleurs abdominales dans la journée.

Le 12. Tige de laminaire de 7 millimètres de diamètre.

Le 14. La tige a été expulsée. Introduction d'une éponge de 1 centimètre de diamètre.

Les 16, 18, 21, 23 et 25. Introduction d'éponges qui sont expulsées.

Le 27. Tige de laminaire de 8 millimètres.

Le 28. Douleurs abdominales, nausées ; 1 gr. d'antipyrine.

Le 29. Utérus douloureux au palper dans la fosse iliaque gauche. On enlève la tige de laminaire et on introduit un tube de caoutchouc plié en deux de façon à lui donner plus d'épaisseur et de résistance.

Du 1er au 15 mai. Tous les deux jours, pansement, injection intra-utérine dans le tube. Tampon vaginal de gaze iodoformée.

Le 15. On enlève le tube plié en deux. On introduit un tube unique.

Le 17. Le tube est remplacé par un crayon d'iodoforme introduit dans le col.

Le 21. On enlève le tube et l'on ordonne des injections de sublimé matin et soir.

Le 23. Le col est refermé, conique. Il n'est plus congestionné. — Pas de pertes blanches.

Le 25. La malade sort guérie.

<table>
<tr><td>Ransquins.</td><td>4</td></tr>
</table>

La femme est revue le 2 août. Elle souffre de la trompe gauche qui est un peu volumineuse. On met un pessaire pour soutenir cette trompe qui est prolabée dans le cul-de-sac postérieur. Cette salpingite de date récente parait due à une infection nouvelle survenue à la suite de la reprise du coït.

OBSERVATION II.

Recueillie par M. Guerlain, externe du service de M. le professeur Cornil.

Endométrite hémorrhagique. — Antélatéroversion.

La nommée B... (Orphise), 40 ans, couturière, entre salle Sainte-Marie, lit n° 24, le 19 avril 1892.

Les règles firent leur première apparition à l'âge de 17 ans, puis ne revinrent que huit mois après. Depuis, la période menstruelle se renouvelle toutes les trois semaines et dure cinq à six jours, pendant lesquels le sang coule en assez grande qnantité. La malade ne souffre pas pendant cette période.

Pas de grossesses.

Il y a dix ans, la femme fut soignée pour une leucorrhée abondante qui dura six mois, leucorrhée accompagnée de douleurs lombaires, de pesanteur dans le ventre et qui céda à des injections de tannin. Depuis ce moment jusqu'à l'année dernière, la miction était douloureuse ; la malade éprouvait en urinant une sensation de brûlure, plus forte au moment des règles. Il y a deux ans survint une hémorrhagie qui dura neuf mois.

Il y a un an à l'Hôtel-Dieu, on introduisit dans le col de l'utérus un crayon de sulfate de zinc. A la suite de ce traitement, les pertes rouges s'arrêtèrent, la menstruation revint au bout de six semaines, réapparut pendant les mois de juillet et août, puis resta absente pendant trois mois, pour revenir en décembre. Après cette dernière période, pertes rouges peu abondantes, qui reparaissent à la moindre fatigue.

Enfin, le 3 mars 1892, dernière époque qui dura trois semaines, pendant lesquelles la malade perdit un liquide jaunâtre contenant de petits caillots.

On observe en outre chez cette femme une grande irritabilité nerveuse ; elle se plaint de névralgies intercostales et de courbatures lombaires.

Au toucher, on sent l'utérus un peu volumineux, incliné à droite. L'axe du col est dirigé en bas, en arrière et à gauche. Les lèvres du museau de tanche sont peu volumineuses, un peu entr'ouvertes et dures. Dans les deux culs-de-sac latéraux, on sent une petite nodosité dure comme un pois. Le cul-de-sac postérieur est un peu douloureux à droite.

Au spéculum, le col conique, congestionné, laisse échapper par son orifice un léger mucus blanc.

Les 21, 23 et 25 avril. Tampons de glycérine iodoformée dans le vagin.

Le 26. Lavage antiseptique des parties génitales. On abaisse l'utérus avec une pince tire-balle, on dilate l'orifice interne avec les bougies de Hégar correspondant aux n⁰ˢ 5 et 6 de la filière Charrière. Puis, le col étant trop rigide, on a recours à la dilatation lente et l'on introduit une tige de laminaire de 1 millimètre de diamètre. Petit tampon de gaze iodoformée dans le vagin, comme du reste dans les pansements ultérieurs. Douleurs lombaires dans la journée.

Le 27. Introduction de deux tiges de laminaire, l'une de 2 millimètres l'autre de 1 millimètre (en faisceau).

Le 29. Deux tiges de laminaire de 4 millimètres chacune. — Le soir vomissements, douleurs lombaires et abdominales.

Le 30. On endort la malade, on fait le curettage, l'écouvillonnage à la glycérine créosotée, on passe dans l'utérus un tampon imbibé de chlorure de zinc, on donne une injection intra-utérine et on fait un tamponnement intra-utérin à la gaze iodoformée. — Vomissement bilieux à la suite de l'opération. Légère perte rouge.

Le 1ᵉʳ mai. La malade est en bon état.

Le 2. Injection intra-utérine; le tampon intra-utérin mis le 30 avril étant teinté en rouge, on le renouvelle.

Le 4. Injection intra-utérine ; même pansement.

Le 5. La malade ne perd plus.

Le 6. Injection intra-utérine qui ressort teintée de sang. Au moyen de la pince tire-balle, on abaisse l'utérus et on introduit un tube de 15 millimètres de diamètre.

Le 8. Le tube est un peu descendu. On le remet en place, on fait une injection intra-utérine.

Le 10. On passe un tampon imbibé de chlorure de zinc dans l'uterus, on donne une injection intra-utérine et on réintroduit le tube.

Le 11. Douleurs dans le côté droit du ventre (névralgie iléo=lombaire).

Le 12. Injection dans le tube.

Le 13. Diarrhée assez abondante, la malade ayant pris de la rhubarbe. Langue sale, ventre un peu ballonné. Légère perte de sang. — On remet le tube en place et on donne une injection intra-utérine.

Le 15. Perte de connaissance de peu de durée dans la journée.

Le 16. La diarrhée continue. On donne la viande crue comme aliment. On fait le pansement.

Les 19, 21 et 23. On fait le pansement ordinaire, c'est-à-dire, injection intra-utérine dans le tube, petit tampon de gaze iodoformée dans le vagin.

Le 25, on ôte le tube, on met un crayon iodoformé dans le col.

Le 28. Le col est entièrement refermé, il est encore un peu rouge. On prescrit deux injections vaginales au sublimé par jour.

A la sortie, le 4 juin, l'utérus avait repris son volume normal, le col n'était plus congestionné il n'existait plus de pertes, ni rouges ni blanches, et la femme ne souffrait plus que d'une légère névralgie iléo-lombaire droite.

OBSERVATION III.

Personnelle.

Métrite hémorrhagique. — Légère antéflexion.

La nommée C..., âgée de 23 ans, couturière, entre salle Sainte-Marie, lit n° 14, le 28 février 1892.

Réglée à 16 ans, irrégulièrement jusqu'à l'âge de 20 ans. Au début la menstruation disparut pendant six mois. La malade fut traitée à cette époque pour de la chlorose. Elle prit du fer et du quinquina.

Après une fièvre typhoïde survenue à l'âge de 20 ans, les règles revinrent avec leur périodicité normale jusqu'au mois de novembre dernier. A ce moment, les règles durèrent cinq jours. Huit jours après, perte de sang qui dure un mois, cesse pendant dix jours, et se renouvelle pendant dix ou quinze jours. Depuis, alternatives de pertes rouges et de pertes blanches. — Pas de grossesses.

Nous devons ajouter que depuis deux mois la femme venait à la consultation de médecine de l'Hôtel-Dieu et suivait un traitement consistant en pilules de fer, huile de foie de morue et badigeonnage de teinture d'iode sur la poitrine. A l'auscultation, on observe une respiration rude en arrière au sommet du poumon droit.

Au toucher, l'utérus est mobile, un peu volumineux, légèrement antéfléchi et dévié à droite. Au spéculum, le col est à peu près normal.

Le 6 mars. On fait la toilette des organes génitaux au savon et au sublimé. Petit tampon de gaze iodoformée dans le vagin.

Du 7 au 13. On introduisit chaque jour des tiges de laminaire de plus en plus volumineuses dans l'orifice utérin. La malade supporta assez bien la présence de ces tiges. Cependant le 8 mars, on dut vider la vessie au moyen de la sonde, et le 11 mars, il y eut 5 crises nerveuses.

Le 14. Sans curettage, on introduit dans l'utérus un tube de caoutchouc, on fait une injection dans le tube et on panse comme à l'ordinaire.

Les 16, 17, 18. Le liquide qui s'écoule du tube est muqueux, peu abondant.

Le 19. On retire le tube pour le laver, on fait une injection intra-utérine et on le réintroduit.

Les 20 et 21. Même pansement.

Le 22. Apparition des règles qui cessent le 26, ayant ainsi une durée normale. Cette menstruation se passe sans coliques et sans phénomènes nerveux. Pendant cette période, on avait laissé le tube dans l'utérus.

Enfin le 28, on enlève le drain, et la malade quitte le service le 2 avril.

Cette femme, que nous revoyons le 12 avril, est complètement guérie. L'utérus a diminué de volume et le seul malaise accusé consiste en un ballonnement du ventre qui survient le soir et pour lequel on conseille de porter une ceinture de flanelle.

OBSERVATION IV.

Personnelle.

Métrite totale aiguë sur endométrite hémorrhagique ancienne, avec un peu de paramétrite.

L... (Lucie), 24 ans, journalière, entre à l'Hôtel-Dieu, salle Sainte-Marie, le 19 février 1892, lit n° 18.

Réglée à 13 ans, normalement dès le début.

Une seule grossesse terminée par un avortement à cinq mois et demi.

Trois mois après, la malade entre à Lariboisière, dans le service de M. le Dr Périer. Là, on ordonne le repos au lit, on fait des cautérisations au nitrate d'argent et au thermo-cautère, on fait la dilatation en vue du curettage, mais la malade, éprouvant des douleurs abdominales violentes, sort avant l'opération, refusant de s'y soumettre.

Depuis dix-huit mois, surviennent à chaque époque menstruelle des hémorrhagies abondantes qui durent environ quinze jours. Dans l'intervalle des règles, pertes blanches en quantité notable.

En juillet-août 1891, la malade est soignée à l'Hôtel-Dieu, dans le service de M. le Dr Dumontpallier ; on introduit successivement dans l'utérus un crayon de chlorure de zinc et un crayon de sulfate de cuivre. Aucun soulagement. Les pertes blanches persistent et prennent une mauvaise odeur.

Depuis deux mois, la malade se plaint d'épistaxis fréquentes et de crises douloureuses chaque soir.

On constate chez elle une névralgie iléo-lombaire gauche.

Au toucher, l'utérus est très douloureux, volumineux, très peu mobile, maintenu un peu en antéversion.

Les culs-de-sac sont distendus, douloureux surtout en avant.

Les lèvres du museau de tanche sont dures, granuleuses.

Le vagin présente aussi des granulations.

Au spéculum, col gros, tendu, rouge.

Le 21 février. On purge la malade avec 35 grammes d'huile de ricin. On donne matin et soir des injections chaudes de sublimé.

Le 23. On observe un catarrhe muco-purulent du col, on fait une injection vaginale chaude et on met sur le col un tampon de glycérine iodoformée. Même pansement les 25 et 26 février.

Du 27 février au 7 mars, règles.

Le 8 mars. Injection vaginale chaude, tampon de glycérine iodoformée sur le col.

Le 10. Toilette antiseptique des organes génitaux.

Le 11 et le lendemain. Introduction de tiges de laminaire.

Le 13. Sans curettage, introduction d'un tube de caoutchouc.

Du 15 au 22 mars, tous les jours, injection dans le tube ; comme toujours, petit tampon vaginal de gaze iodoformée.

Le 22. On retire le tube pour le laver, on passe dans l'utérus un tampon imbibé de chlorure de zinc, on fait un lavage intra-utérin et on remet le tube. Le 24, même pansement.

Le 27. Apparition des règles, on laisse le tube en place.

Le 29. Le drain tombé dans le vagin est retiré. Les règles continuent.

Le 31. Cessation des règles. Crayon iodoformé dans le col utérin.

Le 2 avril. Le col est encore un peu gros ; il existe encore un peu de catarrhe muco-purulent. La malade se lève le 4 avril et sort le 5. L'utérus est diminué de volume sans avoir repris ses dimensions normales. En résumé, amélioration sensible.

Observation V.

Personnelle.

Endométrite. — Dysménorrhée. — Rétroflexion.

La nommée B..... (Louise). 36 ans, sans profession, entre le 25 juin 1892, salle Sainte-Marie, lit n° 15.

Réglée à 11 ans 1/2. La menstruation fut régulière dès le début, mais la malade a toujours souffert au moment de ses époques.

Accouchement à terme, à l'âge de 19 ans, d'un enfant vivant que la femme a nourri deux mois. Retour de couches abondant six semaines après.

Les douleurs de ventre ayant augmenté depuis quelque temps, la malade se décide à se faire soigner.

Au toucher, on trouve un utérus volumineux, en rétroflexion. Le col est déchiré. Il s'en écoule des mucosités.

Le 27 juin. Lavage antiseptique des organes génitaux. On introduit une tige de laminaire correspondant au n° 6 de la filière Charrière.

Le 29. On abaisse l'utérus au moyen de la pince tire-balle, on achève la dilatation au moyen des bougies de Hégar, on fait le curettage et on ntroduit un tube.

Le 30. Légère perte de sang. La femme se plaint de quelques douleurs dans le ventre. M. Bonnaire fait une injection de sublimé à 1/4000 dans le tube.

Le 2 juillet. Pansement, injection dans le tube.

Le 3. La malade dit que le drain est dans le vagin. On l'examine et on reconnaît qu'une partie du tube reste encore dans l'utérus. On fait une injection intra-utérine.

Le 5. Pansement ; injection intra-utérine.

Le 7. Le tube n'est plus que dans la partie cervicale de l'utérus ; même pansement.

Le 9. On enlève le tube.

Le 12. Il reste un peu de catarrhe utérin.

Le 15. La malade se plaignant d'une névralgie iléo-lombaire gauche, on applique des pointes de feu sur la paroi abdominale.

Le 19. Au toucher, on constate que la rétroflexion a disparu. Il n'existe qu'un peu de latéro-version due à des adhérences de périmétrite. On donne des injections aginales chaudes, des bains chauds et on maintient le repos au lit.

Du 22 au 26. Règles qui sont encore un peu douloureuses, mais beaucoup moins qu'avant le traitement.

Le 27 et le 28. On introduit des crayons d'iodoforme dans l'orifice utérin, qui n'est pas encore absolument fermé.

Le 1er août. L'utérus est de volume normal. La malade sort en bon état.

OBSERVATION VI.

Personnelle.

Métrite cervicale. — Légère antéflexion.

R..... (Julie), âgée de 25 ans, couturière, entre le 30 juillet 1892, à l'Hôtel-Dieu, salle Sainte-Marie, lit n° 16.

La menstruation s'établit à l'âge de 12 ans et revint régulièrement dès le début. Vers l'âge de 17 ans, la malade fut anémiée, les règles ne duraient plus qu'une journée. Il n'y eût pas de leucorrhée à cette époque. Un séjour de six mois à la campagne amena la guérison.

A 19 ans, grossesse qui se termine à terme par un accouchement laborieux, sans intervention toutefois. La femme reste un mois au lit, nourrit son enfant un an. Onze mois après l'accouchement, retour de couches.

Les règles reviennent ensuite avec une périodicité normale, sans douleurs ; mais la perte de sang est peu abondante.

Depuis cinq à six mois, surviennent des douleurs lombaires et abdominales, des maux de tête et des nausées pendant les deux ou trois jours qui précèdent les règles. Dans l'intervalle, leucorrhée notable.

La femme se plaint de difficulté pour aller à la garde-robe, mais n'accuse pas de troubles de la miction.

Au toucher, le corps de l'utérus est légèrement antéfléchi, un peu douloureux. Les culs-de-sac latéraux sont un peu sensibles. Le cul-de-sac postérieur est sain. Le col appuie sur le rectum, qui est rempli de matières stercorales. En explorant le museau de tanche, on constate à gauche une légère déchirure ancienne cicatrisée.

Au spéculum, folliculite du col ; ectropion de la muqueuse cervicale.

L'hystérométrie est un peu douloureuse au niveau du col.

Le 31 juillet. Bain, injections vaginales chaudes de sublimé.

Le 1er août. La malade est vaccinée.

On met sur le col utérin un tampon de glycérine iodoformée.

Le 3. Tampon de glycérine iodoformée.

Le 4. Bain et toilette antiseptique des organes génitaux.

Le 5. Introduction dans l'utérus d'une tige de laminaire correspondant au n° 13 de la filière Charrière. Les pustules vaccinales sont très douloureuses. Le soir, température 38°6.

Le 6. Matin, température 37°7. La tige mise la veille est enlevée. Elle présente un étranglement au niveau du point qui se trouvait en contact avec l'orifice interne. La malade ayant de la fièvre, on suspend la dilatation, on met dans le col un crayon de phénosalyl, on place dans le vagin un tampon de glycérine iodoformée. Le soir, température 38°2.

Le 7. On enlève le tampon. Température : le matin 37°6, le soir 37°9. La malade a pris dans la journée 0 gr. 50 de sulfate de quinine.

Le 8. Plus de fièvre.

Le 9. On constate dans l'aisselle gauche un petit ganglion dû, soit aux pustules vaccinales qui sont rouges et enflammées, soit à la présence d'une excoriation sur la face dorsale du doigt annulaire.

Du 12 au 14. Règles; douleurs lombaires et abdominales.

Les 15, 17 et 19. Scarifications au bistouri sur les lèvres du col. Tampon de glycérine iodoformée.

Le 21. L'hystérométrie est peu douloureuse.

Même pansement.

Le 23. On introduit dans le col une tige de laminaire n° 11.

Le 24. Tige de laminaire n° 22. On purge la malade.

Le 25. Badigeonnage intra-utérin de cocaïne pour anesthésier la muqueuse. Lavage antiseptique de la cavité utérine. Curettage. Badigeonnage avec un tampon imbibé de chlorure de zinc. Lavage. On met en place un tube de caoutchouc. Lavage dans le tube.

Le 27. Pansement. Injection intra-utérine dans le drain.

Le 29. On introduit dans la cavité du tube la canule de la seringue de Braun et on injecte du chlorure de zinc à 1/12. Lavage intra-utérin.

Le 31. Injection intra-utérine dans le tube.

Le 2 septembre. Injection dans le drain. Injection de chlorure de zinc au moyen de la seringue de Braun. Lavage intra-utérin.

Le 4. On ôte le tube et on place dans le col un crayon d'iodoforme.

Le 5. Le col est encore un peu saignant. Il n'est pas encore entièrement fermé.

Le 6. La femme commence à se lever.

Le 8. Le col est entièrement fermé. Il est conique. L'ectropion et la folliculite ont disparu, le toucher n'est plus douloureux, la malade ne perd plus et sort en bon état.

Observation VII.

Personnelle.

Métrite hémorrhagique.

La nommée C... (Anna), âgée de 28 ans, corsetière, entre le 27 août à l'Hôtel-Dieu, salle Sainte-Marie, lit n° 6.

Pas de maladies antérieures, sauf des fièvres intermittentes à 20 ans. La menstruation s'établit régulièrement à l'âge de 11 ans. Deux grossesses, l'une à 16 ans, la seconde à 19 ans.

Il y a six ans, apparaissent de fortes métrorrhagies dans l'intervalle des règles, qui restent normales. Il n'existait, à ce moment, ni douleurs, ni pertes blanches. La femme fut soignée par M. Gallard, puis par M. Dumontpallier. Deux crayons de chlorure de zinc, introduits dans l'utérus à six mois d'intervalle, firent cesser les hémorrhagies. Mais, au bout d'un certain temps, il y eut récidive. On introduisit alors un crayon de sulfate de cuivre. Amélioration. Puis, il y a six mois, nouvelles pertes de sang, qui disparaissent presque totalement à la suite d'un traitement consistant surtout en injections vaginales antiseptiques très-chaudes.

Depuis cette époque surviennent, surtout depuis trois semaines, des douleurs dans le ventre, dans les lombes et dans les jambes, principalement à droite. Les règles font presque totalement défaut. Il n'y a pas de leucorrhée.

Le 27 août on constate un léger écoulement sanguin, un utérus un peu gros, un peu douloureux au toucher. La malade accuse un peu de sensibilité lorsque le doigt pénètre dans le cul-de-sac latéral droit.

Repos au lit. Injections chaudes de sublimé.

Le 30. La malade perd encore un peu de sang.

Le 1er septembre. Règles douloureuses avec des caillots.

Le 3. Toilette antiseptique des organes génitaux. On introduit dans l'utérus, sans qu'on ait besoin de l'abaisser pour cela, une tige de laminaire correspondant au n° 11 de la filière Charrière.

Le 4. La malade ressent quelques douleurs lombaires.

Le 5. Le matin la malade, se trouvant sur le bassin, accouche de la tige de laminaire, malgré un tampon de gaze assez volumineux introduit la veille dans le vagin. On met une grosse tige de laminaire (n° 23). Tampon vaginal.

Dans l'après-midi, la tige et le tampon de gaze iodoformée sont sortis après de nombreuses et fortes contractions.

Le 6. On place une tige n° 23 et deux tiges n° 9 en faisceau, puis on met un gros tampon vaginal de gaze iodoformée.

Le 7. On retire les tiges. La dilatation est achevée au moyen de l'index. On badigeonne la cavité utérine avec une solution de chlorhydrate de cocaïne, on fait le curettage, on passe un tampon imbibé de chlorure de zinc. On entre un gros tube jusqu'au fond de l'utérus au moyen de la pince de M. le Dr Bonnaire (pince à articulation de forceps). Tampon vaginal de gaze iodoformée.

Le 10. Le tube est un peu descendu, mais se trouve encore, cependant, dans l'orifice interne. On donne une injection intra-utérine dans le drain réintroduit. Injection de chlorure de zinc au moyen de la seringue de Braun. Lavage pour enlever l'excès de chlorure. Tampon vaginal de gaze iodoformée.

Le 12. Il est sorti de l'utérus des mucosités assez abondantes. Injection intra-utérine. Injection de chlorure de zinc au moyen de la seringue de Braun. Lavage. Tampon vaginal de gaze iodoformée.

Le 14. Le drain est sorti complètement et resté dans le vagin. On peut le réintroduire jusqu'au fond de l'utérus. Même pansement que le 12.

Le 16. Injection intra-utérine dans la cavité du tube. Tampon vaginal iodoformé.

Le 18. Même pansement. Les mucosités qui sortent du col sont en quantité insignifiante. Le tube tombé dans le vagin est remis à fond.

Le 21. On enlève le drain après avoir fait une injection intra-utérine. Tampon vaginal de gaze iodoformée.

Le 23. On retire le tampon de gaze iodoformée. Il n'existe aucun catarrhe. L'utérus est de volume normal; il n'est plus douloureux. Injections chaudes matin et soir.

Le 28. La malade part, guérie, au Vésinet.

OBSERVATION VIII.

Personnelle.

Métrite parenchymateuse du col. — Endométrite. — Antéflexion.

La femme D... (Julia), âgée de 23 ans, cordonnière, entre le 22 février 1892, salle Sainte-Marie, lit n° 20.

Réglée à 12 ans. Menstruation irrégulière, toujours en avance de huit à dix jours.

A 17 ans, première grossesse, qui se termine par un accouchement à terme.

A 19 ans, deuxième grossesse, normale, et à 20 ans, troisième et dernière grossesse, sans accident. Après chaque accouchement, la malade n'est restée que quatre jours au lit. Six semaines après le dernier, apparut une métrorrhagie qui dura deux jours.

Depuis la dernière parturition, la femme éprouve des douleurs dans le côté gauche du ventre, dans les reins et l'estomac. Elle se plaint en outre de maux de tête fréquents. Les règles reviennent tous les quinze jours, la malade perd du sang noir mélangé de petits caillots. Il existe du ténesme vésical. Pendant les huit jours qui précèdent l'époque menstruelle, les douleurs sont plus violentes et s'accompagnent de vomissements.

Le ventre est douloureux, au palper, à gauche.

Le cul-de-sac latéral droit est douloureux, surtout en avant. La trompe de Fallope de ce côté est normale.

Le cul-de-sac latéral gauche est diminué par l'utérus, qui est incliné de ce côté et antéfléchi. La trompe gauche est un peu grosse et sensible,

L'utérus est dur, douloureux, volumineux. Le col est entr'ouvert fendu latéralement, plus gros qu'à l'étal normal.

La lèvre antérieure est saillante, un peu granuleuse au toucher.

Au spéculum, on voit des mucosités abondantes sortir du museau de tanche.

Le 24 février. Tampon de glycérine iodoformée. Repos absolu. Lavements chauds pour combattre la constipation, à laquelle la malade est prédisposée.

Le 26. Tampon de glycérine iodoformée.

Les 28 février et 1ᵉʳ mars. Même pansement.

Le 2. La malade a été purgée la veille avec deux verres d'eau de Sedlitz. On fait le nettoyage antiseptique des organes génitaux et on place dans le vagin un tampon de gaze iodoformée.

Les 3 et 4. On introduit dans le col des tiges de laminaire de dimension croissante.

Le 5. On achève la dilatation du col avec la série des dilatateurs de Hegar. On fait l'écouvillonnage au chlorure de zinc et on place dans l'utérus un drain de caoutchouc. Tampon vaginal de gaze iodoformée. (Pendant la dilatation, contractions spasmodiques de l'orifice externe du col.)

Les 6 et 7. On donne, dans le tube, une injection phéniquée.

Le 8. Le drain est dans le vagin, on le remet en place sans qu'on ait besoin d abaisser l'utérus. Même pansement. La malade ne pouvant uriner le soir, on la sonde.

Le 9. Injection antiseptique dans le tube. Les produits de sécrétion sont un peu moins abondants qu'avant le traitement.

Le 11. Le tube est presque entièrement sorti du col. On le remet en place facilement.

Du 13 au 21. Le pansement est fait tous les jours comme à l'ordinaire, c'est-à-dire qu'on lave l'utérus avec une solution antiseptique tiède.

Le 22. On passe dans l'utérus un tampon imbibé de chlorure de zinc. On réintroduit le drain après l'avoir lavé.

Le 23. Légère sensation de pesanteur à la partie inférieure de l'abdomen, gêne pour uriner.

Le 24. On fait, dans le tube, une injection de chlorure de zinc au moyen de la seringue de Braun. Lavage intra-utérin.

Le 27. On ôte le tube. On fait une injection intra-utérine antiseptique.

A la suite de ce traitement, l'utérus était revenu à ses dimensions normales. Les culs-de-sac latéraux du vagin n'étaient plus douloureux. La trompe gauche ne présentait plus la sensibilité que la malade accusait auparavant au toucher. Il ne restait plus pour obtenir une guérison complète qu'à traiter la déchirure et l'hypertrophie du col. On fit, dans ce but, le 31 mars, une opération d'Emmet, dans les détails de laquelle nous n'entrerons pas. Nous dirons seulement que la femme quittait le service, le 14 avril, dans un bon état de santé.

OBSERVATION IX.

Personnelle.

Antélatéroversion. — Métrite du corps. — Périmétrite. — Sténose du col. Salpingite droite.

La nommée B... (Joséphine), âgée de 33 ans, couturière, entre le 1er juin 1892, à l'Hôtel-Dieu, salle Sainte-Marie, lit n° 17.

La menstruation s'établit régulièrement à 13 ans. Les règles sont très abondantes, mais précédées et accompagnées, pendant deux ou trois jours, de douleurs violentes. Elles durent de douze à quinze jours.

A 19 ans, la femme dit avoir fait une fausse couche, mais elle ne peut donner à ce sujet de renseignements exacts. Ensuite surviennent, pendant dix-huit mois, des crises douloureuses dans le ventre, avec irradiation dans la cuisse droite. En même temps, courbatures lombaires.

Depuis six mois, les mêmes douleurs, qui avaient disparu, sont revenues, plus violentes ; depuis quinze jours elles ont augmenté tellement qu'elles obligent la malade à garder presque constamment le lit.

Il existe du ténesme anal ; tous les matins, des vomissements bilieux inquiètent beaucoup la femme.

L'utérus est rejeté dans la fosse iliaque gauche par une tumeur molle siégeant au niveau du ligament droit. Il est gros, dur, très douloureux. Le cul-de-sac latéral droit est douloureux ; on y sent la trompe droite volumineuse ; il existe un peu d'empâtement dans le cul-de-sac de Douglas.

Le col est conique, un peu congestionné. L'orifice interne douloureux ne laisse pas passer l'hystéromètre.

Les 7 et 9 juin. On met sur le col des tampons de glycérine iodoformée, afin de le décongestionner.

Le 10. Toilette antiseptique des organes génitaux.

Les 11, 12 et 13. On introduit dans le col des tiges de laminaire qui n'arrivent pas à franchir l'orifice interne.

Le 14. Vomissements.

Le 15. L'orifice interne ne peut laisser passer l'hystéromètre, même après qu'on a pris soin d'abaisser l'utérus avec une pince tire-balle. On place dans le canal cervical une petite éponge.

Le 16. Le canal cervical est très dilaté. L'orifice interne se laisse entr'ouvrir et permet d'introduire une petite tige de laminaire correspondant au n° 9 de la filière Charrière.

Les 18, 20 et 22. Introduction dans l'utérus de tiges de laminaire de plus en plus grosses.

Le 23. On achève la dilatation au moyen des dilatateurs de Hegar on fait le curettage et, la muqueuse cervicale étant raboteuse, on fait le hersage. On passe dans la cavité utérine un tampon imbibé de chlorure de zinc, on fait un lavage antiseptique et on introduit un tube de caoutchouc, qu'on maintient suivant le procédé habituel, avec un tampon vaginal de gaze iodoformée.

Le 24. On observe le phénomène que le Dr J.-L. Championnière a décrit sous le nom de réflexe guttural ou crachement. La malade étant constipée, on donne 25 grammes d'huile de ricin.

Le 25. Pansement. Le tube a livré passage à des mucosités en assez grande quantité. Injection intra-utérine dans le tube.

Le 26. L'huile de ricin ayant fait peu d'effet, on donne du sulfate de soude. Le crachotement persiste et gêne beaucoup la femme. Pour le combattre on ordonne une potion contenant 5 grammes de bromure de potassium, qui sera renouvelée tous les jours.

Le 27. Pansement. Les produits de sécrétion qui se sont écoulés par le drain sont en moindre quantité. Injection dans le tube laissé en place. Même crachotement; c'est, du reste, le seul phénomène réflexe à observer chez la malade.

Le 28. Même état.

Le 29. Les mucosités qui sortaient de l'utérus ont beaucoup diminué. Le tube sorti ne peut être réintroduit. L'orifice interne est cependant encore assez dilaté pour qu'il soit possible de donner une injection intra-utérine. Tampon vaginal de gaze iodoformée.

Le 30. Le crachotement a diminué, la malade se plaint de sécheresse de la gorge. Bon état général.

Le 1er juillet. Le réflexe guttural a disparu. On supprime le bromure de potassium. La malade éprouve des douleurs lombaires. On ôte le tampon de gaze iodoformée. On prescrit des injections de sublimé matin et soir.

Dans la nuit, la femme est prise de douleurs violentes dans le ventre, de vomissements et de diarrhée. Elle ressent des frissons.

Le 2. M. le Dr Bonnaire porte le diagnostic de pelvi-péritonite et fait remarquer qu'on a commencé chez cette malade la dilatation avant que les accidents aigus de paramétrite ne soient calmés.

Injections de morphine. Glace sur le ventre.

Le 3. Même traitement. Fièvre.

Le 4. Coliques violentes, nausées, sans vomissements toutefois.

Le 5. Même état.

Le 6. La femme n'a plus de coliques, ni de nausées; on supprime la glace et les injections de morphine.

Le 7. La fièvre a disparu. Bon état.

Le 8. Pas de fièvre. La malade a éprouvé cette nuit des douleurs dans le côté gauche du ventre. On applique des pointes de feu sur cette région.

Le 10. La femme se sent mieux.

Le 12. Commencement des règles. Pas de fièvre.

Le 15. La malade se plaint de coliques très violentes, de maux de reins, de courbatures dans les membres. Elle perd de gros caillots noirs.

Le 18. Les règles cessent.

Le 19. On fait l'examen. L'utérus, de volume normal, est légèrement antéfléchi. Il n'existe plus de latéro-version, la tumeur siégeant avant

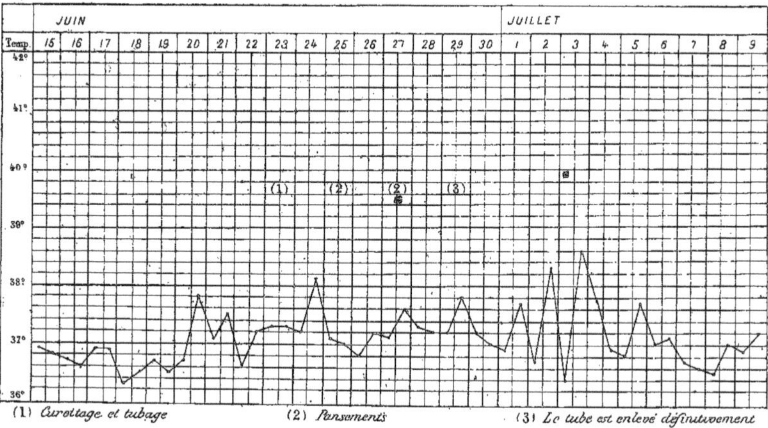

(1) Curettage et tubage   (2) Pansements   (3) Le tube est enlevé définitivement

le traitement dans le cul-de-sac droit ayant presque entièrement disparu. Le col est à peu près normal.

Le 28. La malade sort du service dans un état satisfaisant.

Nous donnons ci-dessus la courbe de température de cette malade
depuis le jour où la dilatation a été commencée efficacement jusqu après la fin de la pelvi-péritonite.

OBSERVATION X.

Personnelle.

Endométrite. — Dysménorrhée pseudo-membraneuse. — Sténose du col.

La femme Q... (Adeline), âgée de 33 ans, ménagère, entre à l'Hôtel-
Dieu, salle Sainte-Marie, lit n° 23, le 22 août 1892.

Réglée à 12 ans, avec une avance chaque fois de trois à quatre jours,
a malade ressent dès le début des douleurs au niveau de l'hypogastre,
à chaque époque menstruelle.

Aucune grossesse.

Vers l'âge de 20 ans, la menstruation devient plus douloureuse ; elle
s'accompagne de nausées, de maux de reins, de céphalalgie et de
malaise général.

A 28 ou 29 ans, augmentation de ces symptômes pénibles.

Les mictions sont plus fréquentes, mais ne sont cependant pas douloureuses. En même temps la constipation, déjà habituelle chez cette
malade, devient plus opiniâtre.

Depuis cette époque, à chaque menstruation, la muqueuse utérine
est expulsée en une seule pièce, phénomène précédé de douleurs
abdominales et lombaires plus violentes.

Il y a un mois, apparaît une leucorrhée abondante qui dure douze
jours.

En ce moment exacerbation des douleurs, tiraillements d'estomac.

Au palper, l'abdomen est sensible surtout à gauche.

Au toucher, l'utérus est un peu volumineux, douloureux, un
peu coudé en avant. L'hystérométrie, possible lorsqu'on abaisse
l'organe avec une pince, fait reconnaître une sténose de l'orifice
interne et la présence de fongosités sur la muqueuse utérine. Col
normal.

Le 23 août. Toilette antiseptique des organes génitaux. On introduit

Ransquius.   5 dans l'utérus, une tige de laminaire correspondant au n• 9 de la filière Charrière.

Les 24, 25 et 26. On introduit des tiges de laminaire de calibre croissant. La malade n'éprouve que quelques douleurs lombaires.

Le 27. Après un badigeonnage intra-utérin à la cocaïne, on fait le curettage, l'écouvillonnage au chlorure de zinc. On met dans la cavité utérine un gros tube que l'on maintient par le procédé ordinaire.

Le 28. Pas de douleurs, pas de réflexes.

Le 29. On change le tampon vaginal de gaze iodoformée. La menstruation étant survenue le matin, on ne donne pas d'injection intra-utérine.

Le 31. Les règles sont moins abondantes. Elles ne sont accompagnées d'aucun des symptômes pénibles qui existaient avant le traitement. Injection vaginale antiseptique. Tampon vaginal de gaze iodoformée.

Le 2 septembre. Même pansement.

Le 4. On injecte du chlorure de zinc dans le tube au moyen de la seringue de Braun. Lavage intra-utérin.

Le 6. Le tube est presque entièrement tombé dans le vagin. On le retire, aucun écoulement n'existant plus. Injection intra-utérine. Tampon vagin alde gaze iodoformée que l'on enlève le lendemain.

A la sortie de la malade, le 8 septembre, l'utérus a son volume normal, il n'est plus douloureux.

Observation XI.

Personnelle.

Ancienne métrite. — Sténose du col. — Légère antéversion.

La nommée B.... (Mélanie), âgée de 24 ans, brodeuse, entre à l'Hôtel-Dieu, salle Sainte-Marie, lit n° 20, le 10 mai 1892.

La menstruation s'établit à 15 ans. Au début chaque période est précédée de leucorrhée et dure six jours pendant lesquels la femme ressent des douleurs abdominales.

A 21 ans, première grossesse terminée par un accouchement à terme, facile. Sept mois après, deuxième grossesse qui se termine également sans accident. La malade ne peut préciser la date du retour de couches. Elle se rappelle seulement que les règles revenaient moins abondantes qu'auparavant et qu'il existait de la leucorrhée.

Trois mois après cet accouchement, la femme est prise de douleurs lombaires pour lesquelles elle va consulter. On l'examine, on lui dit qu'elle a un commencement d'ulcère (?) et on lui ordonne des injections de sublimé. Elle reste ensuite neuf mois sans se soigner, puis en juin 1891 entre à l'Hôtel-Dieu, dans le service de M. le Dr Dumontpallier. On introduit alors successivement dans le col un bâton de chlorure de zinc et trois crayons de sulfate de cuivre. A la suite de ce traitement, les douleurs diminuent, les pertes blanches disparaissent ; mais depuis deux mois les règles redeviennent douloureuses ; il existe aussi à certains moments du ténesme vésical ; il n'y a pas de troubles du côté du rectum.

L'utérus est légèrement antéversé et incliné à droite. Il est d'un volume à peu près normal. Les culs-de-sac sont libres et indolores. Le col est rosé, non congestionné ; il présente sur la lèvre antérieure deux cicatrices formant ensemble une sorte de V. Mais l'orifice interne est sténosé et l'hystéromètre ne peut le franchir.

Le 11 mai. Après la toilette antiseptique des organes génitaux, on introduit dans le col une tige de laminaire d'un diamètre de 2 millimètres environ. Dans la journée la malade ressent seulement quelques douleurs.

Le 13. Introduction d'une tige de laminaire de 6 millimètres de diamètre.

Le 15. Introduction de deux tiges de laminaire jusqu'au fond de l'utérus (l'une de 7 millimètres l'autre de 5 millimètres).

Le 17. On introduit jusqu'au fond de la cavité utérine un tube de caoutchouc de 8 millimètres de diamètre, plié suivant sa longueur en double canon de fusil.

Les 19, 21, 23 et 25. Pansement. Injection intra-utérine dans le tube. Il s'écoule par le drain une quantité de sécrétion presque insignifiante.

Le 26. Apparition des règles.

Le 27. On change le tampon vaginal de gaze iodoformée. La femme n'éprouve aucune douleur. Même pansement le 29. Les règles cessent le 30.

Le 31. Le tube est tombé dans le vagin. L'orifice interne est refermé. On met un tampon vaginal de gaze iodoformée.

Le 1er juin. On enlève ce tampon. Le col est entièrement fermé le 3 et la femme sort le 5, après une menstruation absolument normale.

OBSERVATION XII.

Personnelle.

Ancienne métrite. — Sténose du col. — Légère endométrite.

La nommée D... (Françoise), âgée de 34 ans, modiste, entre le 3 août 1892 à l'Hôtel-Dieu, salle Sainte-Marie, lit n° 14.

L'époque de l'apparition des règles ne peut être précisée, la femme ne s'en souvenant pas.

Il y a douze ans, accouchement suivi de pelvi-péritonite. Depuis cette époque, la malade souffre de douleurs abdominales. Soignée une première fois, il y a neuf ans, par M. le Dr Gallard, puis il y a trois ans par M. le Dr Dumontpallier. Ce dernier introduit dans le col un crayon de chlorure de zinc qui détermine de violentes douleurs pendant quatre jours. Tout se calme ensuite, et cependant neuf mois après réapparaissent pendant les règles les symptômes douloureux. Alors nouvelle consultation : comme traitement, on fait la dilatation de l'orifice utérin avec des tiges de laminaire. Amélioration notable.

Il y a un mois, la femme éprouve de nouveau pendant la menstruation des symptômes pénibles : coliques, courbatures lombaires, tendance à la syncope. Elle vient à la consultation de l'Hôtel-Dieu. L'hystérométrie pratiquée à ce moment fait reconnaître une sténose du col, mais détermine une exacerbation des douleurs qui ne cessent qu'au bout de quatre jours.

L'utérus est un peu volumineux et douloureux.

Du 3 au 8, règles s'accompagnant des phénomènes énumérés plus haut.

Le 9. On introduit dans le col une tige de laminaire de petit volume.

Le 10. La tige mise la veille présente un étranglement très marqué au niveau de l'orifice interne, à tel point qu'on éprouve quelque difficulté pour la retirer. Introduction d'une nouvelle tige de laminaire plus épaisse.

Le 11. On change la laminaire.

Le 13. On fait le curettage, on passe un tampon imbibé de chlorure de zinc Lavage au phénosalyl. Introduction d'un tube de caoutchouc dans l'utérus.

Les 15, 17 et 19. Les produits de sécrétion éliminés par le tube sont en quantité peu considérable. Pansement. Injection intra-utérine dans le drain.

Le 21. Il existe encore du catarrhe. Pansement. Injection intra-utérine dans le tube.

Le 23. Le tube tombé dans le vagin est réintroduit dans l'utérus après avoir été lavé. Injection intra-utérine dans le drain.

Même pansement les 25, 27 et 29.

Le 30. Apparition des règles. La malade avait éprouvé la veille quelques coliques peu violentes.

Le 31. On change la gaze iodoformée introduite dans le vagin.

Le 1er septembre. Le tube sorti de l'utérus est réintroduit. Les règles continuent.

Le 3. Pansement. Injection vaginale.

Le 4. Cessation des règles.

Le 5. Le tube qui est sorti de l'utérus est enlevé. On donne une injection intra-utérine.

La femme quitte le service le 9. Les règles n'ont pas été douloureuses. L'utérus est bien revenu sur lui-même.

OBSERVATION XIII.

Personnelle.

Salpingite et périsalpingite droites. — Métrite cervicale.

La femme C.... (Angèle), âgée de 23 ans, couturière, entre le 15 avril 1892 à l'Hôtel-Dieu, salle Sainte-Marie, lit n° 17.

La menstruation s'établit à 13 ans et demi. Les premières règles sont précédées de flueurs blanches. L'écoulement sanguin menstruel s'arrête de 14 à 16 ans. Il est remplacé par d'abondantes pertes blanches. Depuis, la menstruation est irrégulière. Il y a chaque mois une avance de huit jours environ et la femme se plaint de douleurs très fortes à ce moment.

Aucune grossesse.

En 1886, la malade va consulter et entre à Saint-Louis pour ses douleurs de ventre. On porte le diagnostic de métrite. On lui met des tampons de glycérine iodoformée, on lui fait des injections d'eau de feuilles de noyer, des cautérisations au nitrate d'argent et à la teinture d'iode, et des scarifications. Amélioration pendant quelque temps à la suite de ce traitement.

En 1888, la malade entre à Broussais, toujours pour sa métrite. Traitement : cautérisations à la teinture d'iode; tampons de glycérine iodoformée; repos au lit. Il y |aurait eu à cette époque un « commencement de péritonite, dû à des injections froides prises au moment des règles (?)».

Il y a huit jours, métrorrhagie assez abondante.

Actuellement, douleurs violentes dans le bas-ventre et les reins. Miction douloureuse. Constipation. Crampes d'estomac avant les repas. Leucorrhée.

Au palper, abdomen sensible à droite.

Au toucher, col gros entr'ouvert. Corps utérin normal. Culs-de-sac latéral gauche, antérieur et postérieur sains.

Dans le cul-de-sac droit on sent une tumeur molle, dépressible, fluc-tuante, constituée par la trompe tuméfiée et remplie de liquide.

Col rouge, exulcéré.

Du 15 au 24 avril, repos au lit, injections chaudes de sublimé; tous les deux jours tampons de glycérine iodoformée.

Le 25. Nettoyage antiseptique de la vulve et du vagin. Tampon vaginal de gaze iodoformée.

Le 26. Le col livre passage à des mucosités glaireuses. Introduction dans la cavité utérine de deux tiges de laminaire de 2 millimètres de diamètre environ chacune.

Le 27. Introduction de tiges de laminaire plus volumineuses. La ma-lade se plaint de nausées.

Le 28. Névralgie iléo-lombaire droite; on donne 1 gr. d'antipyrine.

Le 29. Injection intra-utérine. On place dans la cavité utérine un tube de moyen volume. Tampon vaginal iodoformé.

Dans la journée, apparition des règles.

Le 1er mai. On change la gaze iodoformée.

Le 3. Même pansement.

Le 5. La malade se plaint d'un point de côté au niveau de la partie inférieure du thorax, du côté droit. Badigeonnage de teinture d'iode au point douloureux.

Pansement vaginal.

Le 6. Cessation des règles.

Le 7. Il s'écoule par le tube un liquide muco-purulent assez abondant. Injection intra-utérine dans le drain, tampon vaginal de gaze iodoformée.

Le 8. Névralgie intercostale gauche, occasionnant de la dyspnée. Ce-pendant il n'y a pas de signes stéthoscopiques d'une phlegmasie de l'appareil respiratoire. Application de teinture d'iode et de cataplasmes sinapisés *loco dolenti*.

Le 9. Injection intra-utérine dans le tube. Tampon vaginal de gaze iodoformée.

Le 11. Le drain livre passage à des mucosités glaireuses mélangées de pus. Pansement. Injection intra-utérine dans le tube. Tampon vaginal.

Le 13. Le tube un peu sorti est remis en place. Injection dans le tube, gaze iodoformée dans le vagin.

Le 16. Le tube, presque entièrement dans le vagin, est réintroduit dans l'utérus. Le toucher permet de constater que la tumeur siégeant dans le cul-de-sac droit a perdu sa fluctuation et qu'elle a diminué de volume. Injection intra-utérine. Gaze iodoformée dans le vagin.

Le 18. Le tube sorti est remis en place. Injection intra-utérine.

Le 20. On enlève le tube. On sent encore dans le cul-de-sac droit une petite tumeur dure. C'est la coque qui entoure la trompe vide. Crayon d'iodoforme dans le col.

Le 23. On prescrit des injections antiseptiques matin et soir.

La malade quitte le service le 1er juin en bon état. Le col a repris son volume normal.

OBSERVATION XIV.

Personnelle.

Uréthrite. — Antéversion. — Métrite. — Salpingite double.

M.... (Marie-Madeleine), 41 ans, femme de chambre, entre à l'Hôtel-Dieu, salle Sainte-Marie, lit n° 2, le 3 juillet 1892.

La menstruation s'établit à 13 ans et fut toujours irrégulière. Mariée à 23 ans, la femme eut 8 grossesses, dont 3 se terminèrent par des avortements à 6 mois, 6 mois 1/2. Dans les suites de couches, la malade a toujours souffert du côté gauche.

Deux péritonites à la suite de grossesses ; la dernière péritonite fut soignée pour une double salpingite. C'est à Broussais que l'on reconnut l'erreur et que l'on fit en même temps le diagnostic de néphrite. Il existait aussi de la phlébite.

Actuellement, la malade accuse des douleurs lombaires à gauche, avec irradiation dans les membres inférieurs ; elle urine fréquemment, très peu à la fois, et la miction est douloureuse.

Leucorrhée de date ancienne. Il y a deux mois, métrorrhagie d'assez longue durée.

A l'examen, l'urèthre est très douloureux ; il en sort à la pression une gouttelette muco-purulente.

Utérus volumineux en antéversion. Sensibilité assez marquée lorsque le doigt pénètre dans les culs-de-sac latéraux, salpingite double.

Col volumineux, rouge, sans exulcération, dirigé en arrière.

Le 4 juillet. Bain.

Le 5. Crayon d'iodoforme dans l'urèthre. Injections très chaudes de sublimé dans le vagin.

Le 6. Tampon vaginal de glycérine iodoformée laissé vingt-quatre heures.

Le 9. On cautérise l'urèthre au nitrate d'argent. On y place un crayon d'iodoforme. Dans la journée, la miction est très douloureuse. Bain.

Le 10. Mêmes douleurs à la miction. Injections vaginales chaudes.

Le 11. Bain. Lavements chauds. Crayon d'iodoforme dans l'urèthre. Dans la journée, douleur hypogastrique, ténesme vésical, urines striées de sang. Ces symptômes font porter le diagnostic de cystite.

Le 12. Douleur uréthrale moins vive.

Le 13. Cataplasmes laudanisés sur le ventre contre la douleur hypogastrique.

Le 14. Même traitement, la malade s'en étant bien trouvée la veille.

Le 15. Douleurs moins vives. Bain. On continue les cataplasmes.

Du 16 au 20. Règles sans caractères bien spéciaux.

Le 21. Crayon d'iodoforme dans l'urèthre. La malade accusant une douleur névralgique au niveau des deux ovaires, on applique des pointes de feu, des deux côtés, dans cette région.

Le 23. Crayon d'iodoforme dans l'urèthre.

Le 25. On place dans le col une tige de laminaire de moyenne grosseur. Petit tampon vaginal de gaze iodoformée.

Le 26. On abaisse l'utérus et l'on introduit une grosse tige de laminaire.

Le 27. On endort la malade, on fait le curettage, l'écouvillonnage au chlorure de zinc, on donne une injection intra-utérine, on place dans l'utérus un gros drain de caoutchouc. Pansement à la gaze iodoformée.

Le 29. Pansement. Une injection donnée dans la cavité du tube ramène à l'extérieur beaucoup de détritus.

Le 31. On fait dans le tube placé dans l'utérus une injection de chlorure de zinc au 1/12 au moyen de la seringue de Braun. On lave soigneusement, pour enlever l'excès de chlorure. Crayon d'iodoforme dans l'urèthre.

Le 1er août. La malade se sent très bien. Elle n'a pas souffert et n'a pas eu de réflexes.

Le 2. Injection de chlorure de zinc dans le tube, toujours avec la seringue de Braun. Injection de sublimé, pour enlever l'excès de chlorure. On constate la présence des points douloureux de la névralgie iléo-lombaire à gauche. (Le drain avait été préalablement retiré pour être lavé. On trouva dans sa cavité du pus avec lequel on ensemença un tube à culture.)

Le 4. Crayon d'iodoforme dans l'urèthre. Injection de chlorure de zinc dans la cavité du tube. Lavage. Tampon de gaze iodoformée dans le vagin, comme du reste à tous les pansements. (La culture en tube a réussi. On y trouve du streptococcus pur.)

Le 6. Injection de chlorure de zinc dans le drain. Lavage. Crayon d'iodoforme dans l'urèthre. Pointes de feu bilatérales sur la paroi abdominale contre une névralgie iléo-lombaire double. Les produits évacués par le tube étaient moins abondants.

Le 8. Injection de chlorure de zinc. Lavage. On badigeonne l'urèthre avec une solution de permanganate de potasse à 5 p. 100.

Le 10. Le tube est entièrement sorti de l'utérus. On fait une injection de chlorure de zinc dans la cavité utérine au moyen de la seringue de Braun. Le drain n'est pas réintroduit. Badigeonnage de l'urèthre avec la solution de permanganate de potasse.

Le 12. Même badigeonnage de l'urèthre. Injection vaginale de sublimé. Au toucher les culs-de-sac latéraux sont libres, ne sont plus douloureux. Le col est de volume normal. Il n'est plus congestionné. L'uréthrite existe encore.

Le 14. Badigeonnage de l'urèthre à la solution de permanganate. Crayon d'iodoforme dans l'urèthre.

Le 16. Même pansement. Pointes de feu des deux côtés sur la paroi abdominale.

Le 18. La malade ne souffre plus à la miction. La névralgie iléo-lombaire a presque entièrement disparu.

Le 20. La femme commence à se lever.

Le 21. Apparition des règles.

Le 24 août. La malade est envoyée au Vésinet.

Elle revient le 27 septembre. L'utérus est en très bon état, tout à fait normal. Il n'y a plus de leucorrhée ni de salpingite.

OBSERVATION XV.

Personnelle.

Salpingite double.

La nommée F....., âgée de 26 ans, couturière, entre le 29 avril 1892 à l'Hôtel-Dieu, salle Sainte-Marie, lit n° 15.

Réglée à 15 ans. Menstruation régulière.

Il y a cinq ans, première grossesse terminée par un accouchement normal.

Il y a trois ans, avortement de deux ou trois mois. La femme ressentit à la suite des douleurs dans le ventre, qui l'obligèrent à garder le lit pendant quatre mois.

Le 21 janvier 1892, la malade entre à l'Hôtel-Dieu. On porte le diagnostic de salpingite double avec pelvi-péritonite. On donne comme traitement 2 gr. par jour d'iodure de potassium et on fait sur le ventre des onctions mercurielles. La malade reste dans un hôpital jusqu'au 8 février et va à Saint-Louis pour se guérir de la gale dont elle est atteinte.

Actuellement, on constate que le cul-de-sac droit est occupé par une masse volumineuse, assez dure, constituée par la trompe de Fallope tuméfiée. Même état dans le cul-de-sac gauche, à un degré moindre toutefois. Le corps utérin est à peu près normal. Le col est un peu augmenté de volume et donne passage à des mucosités glaireuses.

Le 1er mai. Tampon vaginal de glycérine iodoformée.

Le traitement est ensuite interrompu pendant l'époque menstruelle du 1er au 7 mai.

Les 8 et 10. Tampons de glycérine iodoformée.

Le 12. Même pansement.

Le 14. Toilette antiseptique des organes génitaux. On introduit dans l'utérus une petite tige de laminaire.

Le 16. Tige de laminaire plus volumineuse.

Le 18. Introduction dans l'utérus d'une éponge préparée à la ficelle.

Du 18 au 30 mai, tous les deux jours, on introduit tantôt des tiges de laminaire, tantôt des éponges préparées. La malade indocile ne garde pas dans le lit un repos absolu, et l'utérus expulse les substances introduites pour le dilater. Ce n'est que le 1er juin que la cavité utérine est suffisamment agrandie pour permettre la mise en place du tube de caoutchouc.

Dans la même journée, les règles apparaissent et durent cinq jours, pendant lesquels le drain n'a pas été enlevé. On s'est contenté de changer trois fois le tampon vaginal de gaze iodoformée.

Le 6. Le tube est lavé, puis réintroduit dans l'utérus. Injection intra-utérine dans le tube.

Le 9. Même pansement.

Le 11. Le tube, sorti de l'utérus, ne peut être réintroduit. On recommence la dilatation et on place une tige de laminaire que l'on remplace par des tiges plus épaisses les 12 et 14 juin.

Le 16. On remet le tube, que l'on fixe au col au moyen d'un fil de soie. Injection intra-utérine dans le tube.

Le 17. La malade dit avoir beaucoup souffert du ventre dans la journée précédente.

Le 18. Il s'écoule par le drain des mucosités purulentes assez abondantes. Injection intra-utérine dans le tube.

Le 22. La femme se sent mieux. Les produits de sécrétion éliminés par le tube sont moins abondants. Pansement. Injection intra-utérine dans le tube. Même pansement le 24 juin.

Le 25. Apparition des règles, qui durent jusqu'au 29 juin ; pendant ce temps on laisse le tube en place; on ne donne pas d'injections. On se borne à changer tous les jours le tampon vaginal de gaze iodoformée.

Le 30. Injection intra-utérine dans le tube.

Le 3 juillet. Même pansement.

Le 6. On retire définitivement le drain. On donne une injection intra-utérine. Tampon vaginal.

Le 7. On retire la gaze iodoformée mise la veille dans le vagin. On pratique le toucher. Les trompes sont encore sensibles, mais vides. On sent dans le cul-de-sac postérieur deux petites tumeurs que M. Bonnaire dit être les ovaires prolabés. On place un pessaire Dumontpallier pour les soutenir.

Le 15. La malade n'éprouve plus aucune douleur abdominale. Les règles durent du 25 au 28, sont tout à fait normales et la malade sort le 29 juillet.

OBSERVATION XVI.

Recueillie par M. Piras, externe du service de M. le professeur Cornil.

Salpingite gauche. — Cellulite pelvienne.

La femme L... (Angeline), âgée de 33 ans, blanchisseuse, entre le 10 juin 1892 à l'Hôtel-Dieu, salle Sainte-Marie, lit n° 14.

La menstruation s'établit à 15 ans 1/2. Les époques reviennent régulièrement ; les règles durent huit jours.

En 1887, première grossesse terminée par un accouchement normal. Puis deux fausses couches, la dernière en 1889, à la suite de laquelle la malade perdit beaucoup de sang et commença à souffrir du ventre. Six mois après, un médecin consulté porte le diagnostic de métrite aiguë et prescrit des injections d'eau de feuilles de morelle.

Le 1er mai dernier, la femme accouche normalement chez une sage-femme ; elle sort le onzième jour pour reprendre ses occupations. Le douzième jour, elle est prise de frissons, de fièvre allant, dit-elle, jusqu'à 41°, de nausées, de constipation. Elle consulte un médecin qui porte le diagnostic de péritonite puerpérale.

Actuellement, leucorrhée abondante ; le corps de l'utérus est à peu près normal. Le col est un peu congestionné. Dans le cul-de-sac gauche, on sent la trompe volumineuse, fluctuante, douloureuse. Empâtement dans les deux culs-de-sac latéraux, mais surtout à gauche.

Du 12 au 26 juin, la malade prend 1 gramme d'iodure de potassium par jour. On fait sur l'hypogastre des onctions d'onguent mercuriel. On met tous les deux jours un tampon de glycérine iodoformée en contact avec le col.

Le 27. On introduit dans le col deux petites tiges de laminaire. Même manœuvre les 29 et 30 juin avec des tiges de plus en plus volumineuses.

Le 2 juillet. On place un tube dans l'utérus ; on donne une injection intra-utérine. Dans la journée, la malade ressent quelques douleurs lombaires.

Les 3 et 6. Le drain livre passage à un liquide muco-purulent abondant. Pansement, injection dans le tube.

Du 8 au 21 juillet, tous les deux jours, on fait le pansement comme précédemment. Les produits de sécrétion éliminés par le drain sont de moins en moins abondants.

On ôte le tube le 22. Le col est en bon état. La cellulite pelvienne a disparu. Les culs-de-sac latéraux ne sont plus douloureux. La trompe gauche est à peine appréciable. Cependant la malade éprouve de la névralgie iléo-lombaire, tantôt à gauche, tantôt à droite, névralgie contre laquelle on applique des pointes de feu sur la paroi abdominale, les 25 et 27 juillet.

Le 3 août, la femme quitte le service en bon état.

OBSERVATION XVII.

Personnelle.

Salpingite double ancienne.

La nommée R... (Marie), âgée de 24 ans, couturière, entre le 29 janvier 1892, salle Sainte-Marie, lit n° 17.

La menstruation, apparue à l'âge de 13 ans, fut toujours régulière.

En 1889, premier accouchement à la suite duquel la malade semble avoir déjà eu une double salpingite. Elle dit, du reste, que c'est là le diagnostic porté par le médecin qu'elle a consulté à cette époque.

Deuxième accouchement normal en 1891. A la suite, douleurs abdominales violentes.

Actuellement, l'utérus n'est pas déplacé ; il est de volume normal, et lorsqu'on le comprime par le toucher et le palper combinés, la malade ne ressent pas de douleur. Les culs-de-sac latéraux, au contraire, sont sensibles. Ils sont occupés par deux masses volumineuses, molles, fluctuantes, constituées par les trompes gorgées de liquides. La tuméfaction est plus considérable à droite.

Le col est normal.

Du 5 au 8 février, écoulement menstruel, accompagné de douleurs abdominales et lombaires, de sensation de pesanteur dans le bas-ventre.

Le 9. Après avoir fait la toilette antiseptique de la vulve et du vagin, on introduit dans l'utérus une tige de laminaire de 2 millimètres de diamètre environ.

Le 10. La malade a des nausées. Quelques vomissements. On introduit une tige de laminaire de 5 millimètres à la place de la précédente.

Le 11. On achève la dilatation avec la série des dilatateurs de Hégar. On fait l'écouvillonnage à la glycérine créosotée, on passe un tampon imbibé de chlorure de zinc, on lave soigneusement pour enlever l'excès de chlorure et on place dans l'utérus un tube de caoutchouc.

Le 12. La malade ressent quelques douleurs dans le côté droit. Elle a perdu une grande quantité d'un liquide aqueux.

Le 13. On pratique le toucher. Le tube est sorti de l'utérus. Les culs-de-sac sont souples, indolores ; les tumeurs constituées par les trompes enkystées ont considérablement diminué de volume. L'orifice interne du col étant refermé, on ne peut réintroduire le tube. Tige de laminaire de 6 millimètres de diamètre environ.

Le 15. On introduit dans l'utérus un gros drain de caoutchouc. On donne une injection intra-utérine.

Le 17. La malade ayant perdu une petite quantité d'un liquide roussâtre, on abaisse l'utérus et on passe la curette mousse dans sa cavité. On passe un tampon imbibé de chlorure de zinc, on fait un lavage et on réintroduit le tube.

Le 18. La malade étant anémiée, on prescrit du vin de quinquina et du sirop d'iodure de fer.

Le 19. Les trompes ne sont plus tuméfiées. Elles sont réduites à l'état de cordons un peu indurés, gros comme des tuyaux de plume. On enlève définitivement le drain.

Le 25. La malade souffre d'une névralgie iléo-lombaire droite. Le 29 février et le 1er mars, règles normales.

Du 9 au 13 mars, la femme est atteinte de grippe. Elle quitte le service le 14 mars en bon état.

OBSERVATION XVIII

Personnelle.

Métrite totale. — Salpingite double. — Périmétrite.

La femme M..., âgée de 28 ans, électricienne, entre le 24 février 1892, à l'Hôtel-Dieu, salle Sainte-Marie, lit n° 4.

Réglée à 16 ans, normalement dès le début, elle eut 4 enfants à terme, le dernier il y a trois ans.

Il y a quatre mois, survient une leucorrhée abondante. La menstruation devient irrégulière et douloureuse. La malade souffre de l'hypogastre et des reins. Depuis trois semaines, ces symptômes pénibles ont augmenté. Il n'y a jamais eu de fièvre, ni de vomissements.

Le col est volumineux, tuméfié, granuleux et présente sur la lèvre postérieure une exulcération un peu saignante. Le toucher est très pénible ; on ne peut faire pour le moment un diagnostic plus précis. On ordonne des injections antiseptiques chaudes au ¦nombre de 3 par jour, le repos au lit et on applique tous les deux jours des tampons de glycérine iodoformée. Afin de hâter la décongestion du col, on fait, le 25 février, des scarifications sur les deux lèvres du museau de tanche.

Le 28 février. Les règles apparaissent, sont moins douloureuses que précédemment. Elles durent jusqu'au 2 mars.

Le 3 mars. L'examen est plus facile, le toucher moins pénible. On trouve l'utérus gros, douloureux ; il existe aussi de la douleur lorsque le doigt pénètre dans les culs-de-sac. On sent alors les trompes tuméfiées, très volumineuses, surtout à gauche, et de la cellulite pelvienne plus marquée du même côté.

Du 5 au 22 mars, on introduit, tous les deux jours, dans le vagin un tampon de glycérine iodoformée. On donne des injections chaudes. A la suite de ce traitement, la leucorrhée devient moins abondante et les douleurs diminuent.

Le 23. Après un lavage antiseptique de la vulve et du vagin, on introduit dans le col une petite tige de laminaire, que l'on remplace le 24 par une tige plus forte.

Le 26. On fait le curettage et on place dans la cavité utérine un tube de caoutchouc suivant les procédés habituels.

Le 28. La malade perd un peu de sang.

Le 29. Le tube est sorti ; M. Bonnaire le réintroduit, après avoir badigeonné la cavité utérine au chlorure de zinc ; il donne une injection intra-utérine et fixe le tube au col au moyen d'un fil d'argent.

. Le 30. Pansement. Injection intra-utérine dans le tube.

Le 2 avril. Le fil d'argent a sectionné le col. On suture la petite plaie ainsi formée au moyen d'un fil de soie et on remet le tube sans le fixer, après l'avoir lavé.

Le 4. Le tube est sorti. On donne une injection intra-utérine. Mais l'orifice interne n'est plus assez dilaté pour permettre la réintroduction du drain. On met un tampon vaginal de gaze iodoformée que l'on enlève le 6 avril.

En ce moment on constate que les trompes ont repris à peu près leur volume normal. L'utérus est revenu sur lui-même. Mais il existe encore de la cellulite pelvienne à gauche.

A partir du 27 avril, on fait tous les jours du massage au moyen de deux doigts introduits dans le vagin, l'autre main massant l'empâtement dans la fosse iliaque gauche. La malade souffre d'une névralgie iléo-lombaire gauche, ainsi qu'on peut le constater en pinçant la paroi abdominale de ce côté. Cette douleur cède à l'application de pointes de feu et à l'absorption de 1 gramme d'antipyrine par jour pendant deux jours.

Pendant tout ce traitement la menstruation est survenue deux fois, la première fois du 21 au 26 avril, la seconde fois du 21 au 26 mai. La dernière période n'a pas été douloureuse.

A la sortie, le 28 mai, la salpingite et la métrite ont totalement disparu, et il ne reste plus, comme traces de la cellulite, qu'un petit noyau induré de la grosseur d'une amande dans le cul-de-sac de Douglas.

OBSERVATION XIX.

Personnelle.

Salpingite gauche.

La nommée D... (Victorine), âgée de 23 ans, employée de commerce, entre à l'Hôtel-Dieu le 22 août 1892, salle Sainte-Marie, lit n° 3.

La menstruation, apparue à l'âge de 16 ans, a toujours été très-irrégulière.

Il y a deux ans, accouchement prématuré à 7 mois (cause inconnue). A la suite, la femme est malade pendant un mois et garde le lit. Puis il semble qu'il y ait eu guérison avec persistance, toutefois, de l'irrégularité des règles.

Au mois de décembre 1891, surviennent, dans le côté gauche du ventre, des douleurs qui augmentent après les fatigues et les rapports sexuels. A ce moment aussi, commence une leucorrhée pas très abondante, il est vrai, mais qui dure encore.

Pas de douleurs à la miction.

La femme a toujours été très nerveuse sans cependant avoir jamais eu d'attaques.

Au palper, on constate une névralgie iléo-lombaire gauche.

Au toucher, la pression sur l'urèthre détermine une sensation de cuisson. L'utérus est sensible. Le doigt perçoit, dans le cul-de-sac latéral gauche, une énorme masse régulière, dure, tendue, douloureuse, constituée par la trompe enflammée et kystique.

A droite les annexes sont saines. Mais, au fond du cul-de-sac latéral de ce côté, existe sur la muqueuse vaginale une ulcération non indurée de la grandeur d'une pièce de 50 centimes.

Le col utérin, de volume normal, est un peu congestionné.

Le 23 août. On prescrit le repos absolu; bain; injection vaginale chaude; tampon de glycérine iodoformée.

Les 26, 27 et 28. Diarrhée persistante malgré une potion au sousnitrate de bismuth; un peu de fièvre : le 27 au soir, température 38°,2; le 28 au matin, 38°,8; le 28 au soir 38°,2.

Le 29 août. Moins de diarrhée. Température le matin 37°,7.

La malade ayant un peu de stomatite, on supprime les injections de sublimé et on les remplace par des injections de permanganate de potasse. Collutoire au borate de soude.

Le 31 août. La diarrhée n'est pas encore complètement passée. Il n'y a presque plus de stomatite.

Le 2 septembre. Selles normales. La bouche est guérie.

Le 3. Après avoir fait le nettoyage antiseptique des organes génitaux, on abaisse l'utérus avec la pince tire-balle et on introduit dans le col une tige de laminaire correspondant au n° 9 de la filière Charrière. Le soir on est obligé de sonder la malade, qui urine seule le lendemain.

Le 5. La tige mise le 3 est dans le vagin. En abaissant l'utérus, on peut introduire une tige n° 23.

Le 7. On complète la dilatation de l'orifice interne, au moyen du doigt, et on met à demeure un gros tube de caoutchouc, qu'on fait pénétrer jusqu'au fond de la cavité utérine. Injection de chlorure de zinc dans le tube au moyen de la seringue de Braun. Lavage.

Le 10. Le tube est complètement sorti de l'utérus. On ne peut le réintroduire et on doit recommencer la dilatation ; on met en faisceau une tige de laminaire n° 23 et une tige n° 13.

Le 11. On est obligé de sonder la malade deux fois dans la journée.

Le 12. On sonde la malade le matin. On abaisse l'utérus et on remplace les tiges de laminaire par une grosse éponge préparée à la ficelle.

Le 14. Le canal cervical étant bien dilaté, on introduit un gros drain de caoutchouc dans la cavité utérine. On injecte du chlorure de zinc dans le tube au moyen de la seringue de Braun. On fait un lavage pour enlever l'excès de chlorure.

Le 15. Le drain est en partie sorti, le tampon de gaze qui le retenait ayant été expulsé au moment où la malade allait à la garde-robe. On réintroduit le tube après l'avoir lavé, on donne une injection intra-utérine.

Le 16. Le drain tombé dans le vagin est remis à fond après abaissement de l'utérus au moyen de la pince tire-balle. Injection intra-utérine.

Les 18 et 20. Même pansement.

Le 22. Le tube en partie sorti est remis en place. Injection de chlorure de zinc. Lavage intra-utérin.

Les 24 et 26. Injection intra-utérine.

Le 28. Le tube est presque complètement sorti. On l'enlève définitivement.

La trompe gauche a considérablement diminué de volume. On ne sent plus qu'un cordon un peu induré, dû probablement à la périsalpingite qui n'a pas tout à fait disparu. Tampon vaginal de gaze iodoformée qu'on retire le 30 septembre.

Le 1er octobre. La malade se lève et va bien. Elle quitte le service le 5 octobre, très améliorée.

Observation XX.
Personnelle.

Antéflexion. — Métrite totale.

La nommée F... (Marie), âgée de 24 ans, entre à l'Hôtel-Dieu, le février 1892, salle Sainte-Marie, lit n° 15.

La menstruation apparaît à 14 ans 1/2. Elle est régulière.

Le 4 novembre 1884, accouchement facile, sans suites pathologiques. Depuis cette époque, la malade perd souvent des caillots au moment des règles. Elle éprouve alors des douleurs dans le bas-ventre et les reins, du ténesme rectal et aussi des palpitations que n'explique aucune lésion cardiaque.

Au mois de décembre 1891, avortement suivi de douleurs très violentes et d'une métrorrhagie qui dure trois semaines.

Dans le courant du mois de janvier, apparaissent les règles peu colorées, peu abondantes.

Depuis très longtemps (vers l'âge de 13 ans) existe de {la leucorrhée. Névralgie iléo-lombaire plus prononcée à gauche.

L'utérus est volumineux, fortement antéfléchi. Le col appuie sur le rectum. Les culs-de-sac latéraux sont libres. Le col est érodé ; il laisse échapper des mucosités glaireuses.

Du 9 au 14 février. Règles avec les caractères décrits plus haut.

Du 15 février au 1er mars. On met tous les deux jours des tampons vaginaux de glycérine iodoformée. On donne des injections bi-quotidiennes de permanganate de potasse. Le col se répare peu à peu et reprend son aspect normal.

Le 2 mars. On fait la toilette antiseptique des organes génitaux et on essaie d'introduire une tige de laminaire dans le col. Mais, l'antéflexion étant très marquée, on n'y réussit pas, non plus que le lendemain.

Le 5. On abaisse fortement l'utérus avec une pince tire-balle, et on introduit dans le col une tige de laminaire correspondant au n° 4 de la filière Charrière. Le 6 mars, tige de laminaire n° 5.

Les 7 et 8. La femme perd du sang. C'est à peu près l'époque des règles ; on ne met rien dans le col.

Du 10 au 14. On recommence la dilatation, toujours au moyen de tiges de laminaire de dimensions croissantes. Il n'y a pendant cette période pas de phénomène réflexe à signaler.

Le 14. On met dans la cavité utérine un gros drain de caoutchouc.

Le lendemain 15, on trouve le tube dans le vagin ; l'orifice interne est refermé. On doit recommencer la dilatation.

Le 21. On introduit un drain pour la seconde fois dans la cavité utérine; la femme est prise de vomissements, après la pose du tube.

Le 22. On ôte le drain, on fait le curettage sans chloroforme, on passe dans l'utérus un tampon imbibé de chlorure de zinc, on remet le tube que l'on suture au col avec un fil d'argent. Après cette petite opération, la malade est prise d'une crise de larmes, de vomissements reflexes. Toute la journée, elle est très agitée.

Les 24, 26 et 28. On fait le pansement. On injecte du chlorure de zinc au moyen de la seringue de Braun. On donne une injection intra-utérine d'eau phéniquée.

Le 1er avril. On s'aperçoit que le fil d'argent destiné à maintenir le tube a sectionné le col. On réunit les bords de la petite plaie avec un fil de soie. On ne remet plus de drain. On met dans le col un crayon d'iodoforme.

Du 6 au 9. Règles normales, sans malaise.

Le 10 avril, à la sortie, l'utérus a repris son volume normal. Il n'y a plus d'antéflexion.

OBSERVATION XXI.

Personnelle.

Métrite hémorrhagique. — Antéflexion. — Salpingite gauche.

La femme G..... (Victorine), âgée de 29 ans, brunisseuse, entre le 14 juin 1892 à l'Hôtel-Dieu, salle Sainte-Marie, lit n° 21.

De 14 à 16 ans, menstruation très irrégulière n'apparaissant que 4 à 5 fois.

A 16 ans 1/2, première grossesse sans accidents, qui se termine par un accouchement normal.

La menstruation devient alors régulière, mais il y a de la leucorrhée dans l'intervalle des règles.

Il y aurait eu ensuite une fausse couche à 2 mois 1/2.

A 19 ans, grossesse. Au cinquième mois survient une chorée qui disparaît brusquement deux ou trois jours après l'accouchement, facile d'ailleurs. Pas de leucorrhée à la suite.

A 24 ans, nouvelle grossesse. Pendant les sept derniers mois de la gestation, il y a de la contracture des membres, phénomène pour lequel la malade a été traitée à la Pitié dans le service de M. Dumontpallier. Accouchement normal. Les pertes blanches reparaissent après cet accouchement.

Enfin, à 26 ans, dernier accouchement, pénible, sans intervention toutefois. Un mois après, surviennent des douleurs dans le côté gauche du ventre, du ténesme vésical et une sensation de cuisson un peu vive à la miction.

Depuis six mois, courbatures lombaires, céphalalgie.

Depuis trois mois, métrorrhagie continuelle avec quelques rémissions d'un ou deux jours de temps en temps.

Au palper, la fosse iliaque gauche est douloureuse.

Au toucher, on sent l'utérus, douloureux, mobile, antéfléchi, en latéroversion droite. Dans le cul-de-sac gauche on sent la trompe douloureuse, dure, de la grosseur d'un crayon.

Le col appuie sur le rectum. Il est rouge et présente une érosion grande comme une pièce de 2 francs.

La malade prend depuis cinq jours des injections chaudes antiseptiques.

Du 15 au 22 juin. Injections chaudes ; tous les deux jours, tampons de glycérine iodoformée.

Le 23. Le col est à peu près revenu à son état normal, l'hystérométrie n'est pas très douloureuse, l'utérus mesure 7 cent. 5.

Après avoir abaissé l'utérus, on introduit une tige de laminaire correspondant au n° 15 de la filière Charrière. Il y a dans la journée un peu de douleur dans le ventre et les lombes.

Le 25. On endort la malade. On achève la dilatation au moyen de la série des dilatateurs de Hegar.

Il est important de noter ici qu'après avoir retiré la tige de laminaire, le col donna passage à un jet de pus s'écoulant par saccades.

Curettage, écouvillonnage à la glycérine créosotée, cautérisation de la cavité utérine au chlorure de zinc, hersage et cautérisation au nitrate d'argent de la lèvre antérieure du col. Injection intra-utérine.

On place dans l'utérus un gros tube de caoutchouc.

Du 27 juin au 7 juillet. On fait tous les deux jours des injections intra-utérines dans le tube. Les mucosités purulentes éliminées par le drain sont de moins en moins abondantes.

Le 7. Pansement. La malade dit avoir eu la nuit de l'incontinence d'urine. Elle se plaint de ténesme vésical.

Le 9. On retire le tube définitivement. L'utérus est redressé ; on ne sent plus la trompe gauche. La lèvre antérieure du col est encore un peu hypertrophiée et sclérosée.

Le 11. La malade part guérie.

Observation XXII.

Personnelle.

Uréthrite, — Vaginite. — Métrite. — Salpingite droite. — Légère antéflexion.

Berthe M....., âgée de 21 ans, nourrice, entre le 19 août 1892, salle Sainte-Marie, lit n° 5 (Hôtel-Dieu).

Réglée à 13 ans. La menstruation a toujours été bien régulière.

La malade a accouché il y a dix-neuf mois à Lariboisière. Puis elle a été nourrice jusqu'il y a quatre mois. A cette époque, à la suite de la reprise des rapports sexuels, elle fut atteinte de blennorrhagie (douleurs à la miction, pertes jaunes verdâtres). Deux mois après, au commencement du mois de juillet dernier, apparurent pour la première fois des douleurs dans le côté droit du ventre. Les règles durèrent du 22 au 31 juillet, puis revinrent le 14 août et, depuis cette date, la malade se plaint « d'être toujours dans le sang ». Elle accuse en même temps des douleurs violentes dans le ventre et des pertes blanches glaireuses pendant les courts intervalles où la métrorrhagie disparaît.

Du 19 août au 2 septembre. On ordonne le repos absolu au lit, des injections chaudes de permanganate de potasse à 1/2000 et tous les deux jours on met un crayon d'iodoforme dans l'urèthre.

A la suite de ce traitement, l'uréthrite se guérit, la métrorrhagie disparaît.

A l'examen pratiqué le 27 août, on constate que l'utérus est mou, douloureux, un peu antéfléchi. Dans le cul-de-sac droit, on sent la trompe de ce côté énorme, dure, tendue, mais cependant pas très douloureuse. Il n'existe pas de symptômes d'un état aigu.

Le 3 septembre. On fait la toilette antiseptique des organes génitaux. On abaisse l'utérus avec une pince tire-balle et on introduit dans le col une tige de laminaire correspondant au n° 11 de la filière Charrière. La malade accuse quelques douleurs lombaires dans la journée ainsi que le lendemain.

Le 5. On remplace la tige de laminaire n° 11 par une tige n° 23.

Le 7. La dilatation est peu considérable. Cependant on introduit dans la cavité utérine un tube de caoutchouc de petite épaisseur après avoir fait un badigeonnage de la muqueuse au chlorure de zinc suivi d'une injection intra-utérine antiseptique. L'utérus est mou et friable.

Le 10. Le tube complètement tombé dans le vagin ne peut être réintroduit. On recommence la dilatation. On place en fagot dans le col

3 tiges de laminaire, une n° 23, deux n° 13, que l'on retire le surlen-
demain.

Le 12. On introduit une éponge préparée à la ficelle jusqu'au fond de
l'utérus, qu'on a abaissé avec une pince tire-balle.

Le 14. L'éponge qui est restée jusqu'au fond de l'utérus est enlevée.
La dilatation est considérable. On met dans la cavité utérine un gros
tube de caoutchouc, on fait une injection de chlorure de zinc dans le
tube au moyen de la seringue de Braun, puis un lavage antiseptique
pour enlever l'excès de chlorure.

Le 16. Pansement. Injection intra-utérine dans le tube.

Le 18. Même pansement. Le tube est un peu descendu. On le remet
facilement en place.

Le 20. Injection intra-utérine dans le tube. Injection de chlorure de
zinc au moyen de la seringue de Braun, lavage antiseptique de la cavité utérine.

Même pansement les 22 et 24.

Le 26. Le tube sorti et tombé dans le vagin est facilement remis en
place au moyen de la pince-forceps. Injection intra-utérine dans le
drain.

Le 28. Le tube est presque entièrement sorti. On le retire, et on s'aperçoit qu'il est rempli de pus. On ensemence 2 tubes de gélatine avec le
contenu de ce drain. Injection intra-utérine. Introduction d'un tube de
moyen volume. (L'examen des tubes de culture fait par M. Toupet dé-
cèle la présence du staphylocoque.)

Le 30. Le drain est rempli de pus. On l'enferme dans un tube scellé,
à titre de pièce à conviction.

On réintroduit dans la cavité utérine un tube de même diamètre après
avoir fait une injection intra-utérine.

Le 5 octobre. Le tube est resté en place. On voit sourdre du pus par
son orifice. On donne une injection intra-utérine et on le laisse.

Le 5. Le tube ne livrant plus passage qu'à une sécrétion insignifiante,
on l'enlève, on fait une injection intra-utérine ; on assure l'asepsie en
plaçant dans le vagin un petit tampon de gaze iodoformée, qu'on enlève
le 7 octobre.

Le 8. La malade va bien. Il n'y a plus de douleurs abdominales. L'utérus n'est plus douloureux. L'antéflexion a disparu, ainsi que la tumeur
formée par la trompe enflammée.

La femme quitte le service pour indiscipline.

Observation XXIII.

Personnelle.

Antéflexion. — Métrite. — Dysménorrhéé.

La femme B... (Marie), âgée de 26 ans, journalière, entre à l'Hôtel-Dieu, salle Sainte-Marie, lit n° 20, le 23 août 1892.

A 6 ans, ostéite (résection du troisième métacarpien gauche), puis ictère pendant six mois.

A 12 ans, gastrite, crises de chorée.

La menstruation s'établit à 13 ans, régulièrement. Les règles sont abondantes et parfois le sang est mêlé de caillots. Elles sont précédées pendant quinze jours de douleurs abdominales.

A 16 ans, fièvre typhoïde. Depuis, malaises fréquents, dyspepsie, menstruation moins régulière, toujours douloureuse.

A 22 ans, première grossesse terminée, nous ne savons pourquoi, par un accouchement prématuré à six mois et demi. Retour de couches deux mois après. A la suite de cet accouchement, survinrent des douleurs abdominales violentes, pour lesquelles M. le Dr L.-Championnière fit l'ovariotomie gauche. *Les douleurs, au lieu de cesser devinrent plus fortes.*

Il y a deux ans, deuxième grossesse accompagnée d'œdème des jambes, de vomissements, de vertiges, terminée par un accouchement à terme. Après cette parturition, métrorrhagie pendant trois ou quatre mois, pour laquelle on fait des injections et des scarifications du col, puis péritonite qui oblige la femme à garder le lit un mois.

Depuis les dernières couches, douleurs abdominales extrêmement fortes.

La malade vient en avril 1892 à la consultation de l'Hôtel-Dieu. Le traitement consistant en injections antiseptiques chaudes et en applications de tampons de glycérine iodoformée amène un peu d'amélioration.

Depuis cette époque les règles sont moins abondantes et ne durent qu'un jour.

Au toucher, le 23 août, l'utérus est antéfléchi, mou, douloureux. La cavité utérine est très spacieuse dans le sens de la largeur. Le col est mou, un peu gros, entr'ouvert. Au spéculum, il apparaît congestionné.

L'hystérométrie est facile, mais douloureuse.

Le même jour, toilette antiseptique des organes génitaux, introduction d'une tige de laminaire n° 15.

Le 24 août. Tige de laminaire n° 23.

Le 25. Au matin, la malade accouche de sa tige. La dilatation est cependant assez forte pour permettre l'opération. Après un badigeonnage intra-utérin à la cocaïne, on fait le curettage, l'écouvillonnage au chlorure de zinc et on place dans l'utérus un tube de caoutchouc de moyen volume.

Le drain est bien supporté.

Du 27 août au 4 septembre. On fait tous les deux jours le pansement ordinaire, c'est-à-dire qu'on renouvelle la gaze iodoformée placée dans le vagin, qu'on fait une injection de chlorure de zinc dans l'utérus au moyen de la seringue de Braun, puis un lavage intra-utérin avec une solution antiseptique.

La menstruation apparaît le 5 septembre, dure jusqu'au 8 et ne présente rien d'anormal. On laisse le tube pendant cette période et on ne l'enlève que le 10 septembre, après avoir fait une injection intra-utérine. On met un tampon vaginal de gaze iodoformée, qu'on enlève le 11 septembre.

A la sortie, le 15 septembre, la malade va bien. Il n'y a plus d'antéflexion. L'utérus n'est plus douloureux. Le col est normal.

OBSERVATION XXIV.

Personnelle.

Antéversion. — Métrite aiguë. — Salpingite gauche.

La nommée A... (Lucie), âgée de 18 ans, couturière, entre le 12 septembre 1892, salle Sainte-Marie, lit n° 24, à l'Hôtel-Dieu.

La menstruation apparut à 12 ans et demi et fut régulière, normale jusqu'en 1890. A partir de ce moment survinrent quelques retards. Le premier jour de la période menstruelle, la malade éprouve des douleurs violentes dans le ventre et les reins.

Il y a neuf mois accouchement à terme à la clinique de la rue d'Assas, après une grossesse sans accident. Retour de couches au bout de sept semaines.

Il y a cinq mois, les douleurs abdominales et lombaires, survenant au moment des règles, augmentent d'intensité. La femme entre alors à l'Hôtel-Dieu, salle Sainte-Anne ; on porte le diagnostic de métrite ; on ordonne des injections chaudes avec la solution de sublimé ; on met des tampons de glycérine iodoformée deux fois par semaine. Au bout d'un mois, la malade sort guérie.

Il y a cinq jours, réapparaissent les douleurs abdominales avec une violence extraordinaire, au dire de la femme. C'est ce qui la décide à entrer dans le service de gynécologie.

Constipation habituelle.

Pertes abondantes, d'une couleur blanc jaunâtre.

Le palper est douloureux dans la fosse iliaque gauche et dans la région inguinale des deux côtés.

Au toucher, on sent l'utérus totalement antéversé, dur, gros et douloureux, mais mobile. Le col est un peu granuleux sur sa lèvre antérieure.

Les culs-de-sac latéraux sont douloureux. L'ovaire gauche est prolabé. La trompe gauche est grosse comme un œuf de poule.

Du 12 au 18 septembre. Injections vaginales antiseptiques chaudes tous les deux jours tampons vaginaux de glycérine iodoformée.

Le 18. Toilette des organes génitaux.

Le 19. Introduction d'une tige de laminaire correspondant au n° 13 de la filière Charrière.

Le 20. Introduction d'un fagot de laminaires composé de deux tiges n° 9 et d'une tige n° 22. Dans la journée, on note quelques nausées.

Le 21. Les laminaires ont été en partie chassées. L'orifice interne est infranchissable. On introduit dans le canal cervical une éponge préparée. Dans la journée, la malade se plaint de nausées.

Le 22. Introduction d'un gros tube de caoutchouc jusqu'au fond de la matrice. Injection intra-utérine.

Le 23. Les réflexes utérins ont cessé.

Jusqu'au 8 octobre, à chaque pansement tous les deux jours, on est obligé de remettre le tube en place, en prenant soin d'abaisser l'utérus avec la pince tire-balle américaine. Puis on donne une injection intra-utérine avec la solution de phénosalyl à 1 p. 100. La présence du tube est bien supportée ; cependant il y a à signaler quelques nausées réflexes le 30 septembre et le 1er octobre.

Le 9 octobre. Pansement. Le drain est rempli de mucosités purulentes, avec lesquelles on ensemence un tube de gélatine qui reste stérile. Injection intra-utérine.

Le 11. Pansement. Injection intra-utérine. Après l'injection, quelques mucosités purulentes peu abondantes sortent du drain.

Le 13. Pansement. Injection intra-utérine. Le liquide injecté ressort limpide. Il ne s'écoule plus de mucosités purulentes par l'orifice du drain.

La trompe gauche a repris son volume normal, elle est encore un peu dure, mais complétement indolore.

L'utérus est un peu antéfléchi, mais sa courbure admet sans difficulté la sonde à injection intra-utérine de Mathieu. Il n'est plus ni volumineux ni douloureux.

On ôte le tube définitivement et on met un tampon de gaze iodoformée qu'on enlève le lendemain.

Le 17. La malade sort en très bon état.

OBSERVATION XXV.

Personnelle.

*Utérus en rétroflexion fixé dans le cul-de-sac de Douglas. Métrite paren-
chymateuse totale. Col ligneux.*

La nommée G... (Françoise), âgée de 31 ans, domestique, entre le 13 février 1892, à l'Hôtel-Dieu, salle Sainte-Marie, lit n° 16.

La menstruation apparaît à l'âge de 15 ans et, jusqu'à 18 ou 20 ans, les règles reviennent tous les mois et durent quinze jours.

A 21 ans, première grossesse, terminée par un accouchement à terme. L'enfant sé présente par le siège décomplété, mode des pieds. La femme se lève onze heures après l'accouchement.

A 24 ans, deuxième grossesse s'accompagnant d'œdème des jambes. Accouchement à terme.

A 26 ans, troisième grossesse s'accompagnant encore d'œdème des jambes et, pendant les trois premiers mois, de vomissements incoercibles. La femme sort de l'hôpital six jours après l'accouchement.

Leucorrhée depuis l'âge de 15 ans, mais plus abondante depuis la première parturition.

Il y a quatre ans, à Lyon, on fit sur le col des cautérisations au nitrate d'argent.

Au mois de février 1891, survinrent des malaises, des vomissements, de la diarrhée et des étourdissements tels que la malade tombait fréquemment. Puis apparurent des douleurs abdominales des deux côtés. On conseilla alors à la malade de porter une ceinture.

Au mois de juillet dernier, à Lyon, on met un anneau-pessaire que la femme ne peut supporter. On ordonne de l'iodure de potassium et du salicylate de soude.

Au mois d'août, coliques violentes traitées par l'application de cataplasmes sur le ventre.

En janvier 1892, douleurs abdominales et lombaires extrêmement ortes ; pertes d'un blanc verdâtre. Les seins étaient en même temps gonflés, douloureux.

Le 26 janvier, survint une perte de sang qui ne dura que quarante-hu't heures.

Le 7 février. A la suite de coliques semblables aux tranchées de l'accouchement, la malade perd des caillots gros, dit-elle, comme des œufs de poule.

État actuel. Douleurs abdominales et lombaires très violentes. Miction douloureuse et ténesme vésical dans les huit jours qui précèdent les règles.

Au toucher, on trouve l'utérus volumineux, sensible, fixé en rétroflexion dans le cul-de-sac de Douglas.

Le col est très long, fendu latéralement, surtout à droite, et situé très en avant. Il est d'une consistance ligneuse.

Les culs-de-sac latéraux ne présentent rien de particulier.

Du 15 au 20 février. On donne des injections chaudes, des lavements chauds et on met tous les deux jours un tampon vaginal de glycérine iodoformée.

Du 20 au 24. Période menstruelle.

Le 25. Il sort du col des mucosités purulentes abondantes. Tampon vaginal de glycérine iodoformée.

Le 26. La rétroflexion est réduite au moyen de deux doigts introduits dans le vagin. L'utérus est moins gros, moins congestionné.

Les 27, 28 févr. et 1er mars. Les mucosités qui s'écoulent du col sont toujours abondantes. Lavage vaginal ; tampon de gaze iodoformée.

Le 2 mars. Toilette antiseptique dee organes génitaux, gaze iodoformée.

Le 3. On introduit dans le canal cervical une tige de laminaire d'environ 5 millimètres de diamètre. Tampon vaginal de gaze iodoformée.

Le 4. La malade ne peut uriner. On la sonde. On met dans l'utérus 2 tiges de laminaire de 7 millimètres environ de diamètre chacune. On sonde la femme dans la soirée.

Le 5. On achève la dilatation avec la série des dilatateurs de Hégar. On fait l'écouvillonnage au chlorure de zinc et on place dans l'utérus un tube de caoutchouc.

Du 6 au 22 mars. On fait le pansement suivant le procédé habituel. Il y a à noter, dans les cinq premiers jours, quelques nausées, quelques vomissements et un peu de rétention d'urine pour laquelle on est obligé de sonder la malade.

Le 22. Comme il s'écoule encore des mucosités abondantes par l'orifice du drain, on fait le curettage à la curette mousse, on passe un tampon imbibé de chlorure de zinc dans la cavité utérine et on remet un drain de caoutchouc.

Les 24, 25. On fait le pansement comme d'ordinaire.

Le 27. On enlève le tube ; la malade étant constipée, on ordonne de la rhubarbe. Bon état. La rétroflexion n'existe plus. L'utérus n'est plus volumineux, ni douloureux.

Il ne restait plus qu'à traiter le col. On fit pour cela, le 31 mars, une opération de Schröder, dans les détails de laquelle nous n'entrerons pas. Le résultat en fut très satisfaisant. Le col ne présentait plus le 25 avril qu'une petite ouverture linéaire. La leucorrhée avait disparu complètement.

La femme part guérie le 27 avril.

CONCLUSIONS

I. Le tubage de l'utérus est une opération facile et bénigne. Pour faire la dilatation préalable, l'emploi, suivant les cas, des tentes antiseptiques ou des dilatateurs de Hégar, est préférable, pour le but que nous envisageons, aux méthodes sanglantes.

II. Le drainage peut être employé seul dans les métrites récentes ou comme complément utile du curettage dans les métrites anciennes. Il assure, dans ces affections, l'écoulement des produits de sécrétion qui s'accumuleraient dans l'utérus, permet l'application de topiques sur la muqueuse, réveille la tonicité musculaire de l'organe par les contractions réflexes qu'il provoque et complète ainsi l'involution insuffisante de la matrice à la suite des infections post-puerpérales.

III. Dans l'atrésie et la sténose des orifices interne ou externe le drain, par son séjour prolongé dans le col, maintient la perméabilité du canal cervical obtenue par la dilatation.

IV. Dans les antéflexions et les rétroflexions, le tube de caoutchouc agit comme un pessaire intra-utérin, mais il est d'une antisepsie plus facile, il est moins irritant et ne risque pas de blesser l'utérus. De plus, le caoutchouc agit de façon spéciale en luttant par son élasticité contre la tonicité vicieuse de l'utérus dévié.

V. Dans les salpingites kystiques, hydro ou pyosalpinx, le tubage de l'utérus permet, soit seul, soit avec le curettage, de rendre perméables dans un certain nombre de cas les ostia uterina, de vider ainsi le contenu des trompes et d'éviter la laparotomie, opération moins bénigne. Dans les salpingites catarrhales récentes, consécutives aux métrites, il procure la guérison en supprimant les foyers d'origine d'infection.

VI. Il est contre-indiqué s'il y a doute entre métrite et grossesse, dans les paramétrites avec fièvre, dans tous les cas où il y a un épanchement séreux ou purulent dans le péritoine, enfin dans les hématosalpinx ou dans les grossesses tubaires.

INDEX BIBLIOGRAPHIQUE.

Barnes. — Diseases of women. Londres, 1878.

Bonnaire. — De la dilatation prolongée du col de l'utérus au moyen du tube en caoutchouc malléable. Sem. méd. n° 44, 31 août 1892.

Id. — Arch. de tocologie et de gynécologie, oct., nov. et déc. 1891·

Caillens. — Des procédés de dilatation de l'utérus. Thèse de Montpellier, avril 1891.

Championnière (J. L.-). — Communication à la Société de biologie, 8 mars 1888.

Id. — Bull. et Mém. Soc. de chirurgie, 5 déc. 1888.

Chéron. — Revue méd.-chir. des maladies des femmes, 1890 et 1891.

Id. — Gaz. des hôpitaux, n° 124, 29 oct. 1892.

Cochez. — Thèse de Paris, avril 1892.

Coghlan. — On dysmenorrhœa and sterility. Med. Times and gaz. 1861, t. I; 1862, t. I; 1864, t. I.

Cornil. — Leçons sur l'anatomie pathologique des métrites. Journal des connaissances médicales, 1888.

Courtin. — Nouv. arch. d'obst. et de gyn., 25 juillet 1892.

Delbet. — Traité de chir., t. VIII, art. Métrite.

Doléris. — De l'endométrite et de son traitement. Nouv. arch. d'obst. et de gyn., 1887.

Id. — Évacuation artific. des collections enkystées de la trompe par la dilatation du col et le drainage utérin. C. r. de la Société de biologie, 21 déc. 1888.

Duke. — The treatment of chronic endometritis. Brit. med. journ. 1889, vol. I, p. 355.

Id. — On the value of the flexible spiral wire stem in the treatment of stenosis. Med. press and circular, London, 1890, n. s. 1.548,

Fournel. — Sem. méd., 1892, n° 49, p. 396.

Fritsch. — Die Krankheiten der Frauen, 1886.

Id. — Deutsche Chirurgie (Lief 56).

Herff. — Klin. Wochenschrift, n° 25, Berlin, 1885.

Küstner. — Beiträge zur Lehre der Endometritis. Iena, 1883.

Lefour. — Nouv. procédé de contention des tiges intra-utérines. Soc. obst. et gyn., Paris, mai 1891.

Martin. — Accidents consécutifs aux opérations pratiquées sur l'utérus et l'ovaire. Th. de Paris, 1887-88.

MARTIN (E.). — Die Neigungen und Beugungen des Uterus. Berlin, 1870.

MARTINEAU. — Leçons sur la thérapeutique de la métrite, 1887.

MENGE. — Centralbl. für Gynœk., 1890, p. 81 (supplément).

MILTON. — On the treatment of inflammation of the endometrium. The La t, 17 oct. 1891.

POLK. — Americ. journ. of obst., juin 1887 et janv. 1890.

PORAK. — Dilatation de l'utérus à l'aide de tentes aseptiques. Nouv. arch. d'obst. et de gyn., juin, juillet et août 1887.

POULLET. — De l'intervention utérine dans les métrites, etc. Lyon méd., fév. et mars 1888.

POZZI. — Traité de gynécologie, 1892.

REILHAC. — Drainage de l'utérus. Son application thérapeutique. Th. de Paris, 1885-86.

SCHÜLTZE. — Traité des déviations utérines. Trad. de Hergott., Paris.

SCHWARZ. — Drainage des nicht puerperalen Uterus. Centralbl. für. Gyn., n° 13, 13 mars 1883.

SINÉTY (DE). — Traité de gynécologie.

THOMAS. — Diseases of women. Philadelphie.

THOMAS. — New-York med. journ., déc. 1888, p. 720.

VEPER. — De la dilatation de l'utérus en gynécologie. Th. de Paris, 1886-87.

VULLIET. — Communic. au Congrès de gyn. de Bruxelles. Sem. méd., n° 48, 24 sept. 1892.

WALTON. — Drainage de la cavité utérine dans les abcès pelviens. Ann. de la Soc. de méd. de Gand, juin 1888.

WERTHEIM. — Die ascendirende Gonorrhœ. Arch. für Gyn., 1892, Heft. I.

WYLIE. — Soc. obst. de New-York, séance du 17 fév. 1885.

ID. — Amér. journ. of. obst. janv. 1890.

TABLE DES MATIÈRES.

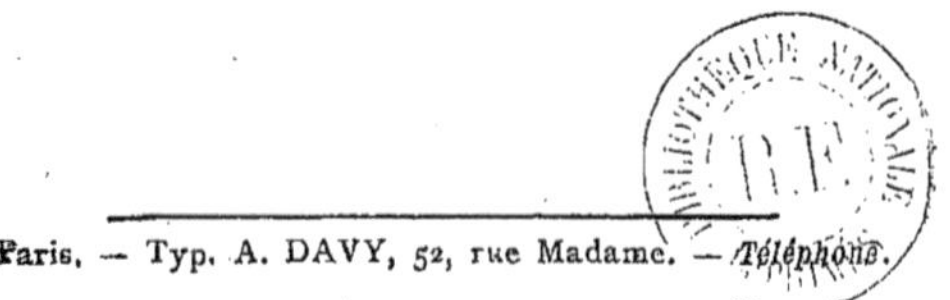

Paris. — Typ. A. DAVY, 52, rue Madame. — Téléphone.

www.ingramcontent.com/pod-product-compliance
Ingram Content Group UK Ltd.
Pitfield, Milton Keynes, MK11 3LW, UK
UKHW020921120726
13693UKWH00003B/1099